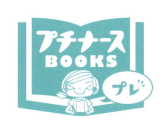

ここから始める!

看護学校 入学前ドリル

菊地よしこ

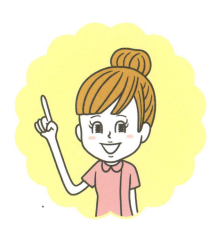

照林社

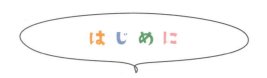

　『ここから始める！ 看護学校入学前ドリル』を手に取ってくださり、ありがとうございます。
　このドリルは、看護学校への入学が決まった、看護師を目指す生徒さんに向けて作った本です。看護師になるためには、さまざまな勉強が必要になります。看護学校に入学してから学ぶ内容は、初めて目にする内容が多く、戸惑う学生さんが多くいます。
　そこで、「入学してから楽しく看護の勉強ができるようにならないかな～！」と、この本を考えました。
　考えるにあたって、小学校から高校までの教科書を何冊も読みました。そうしたら、高校までに学ぶ知識に、看護にとって必要な学習内容がとっても多く含まれていることがわかりました。さらに、センター試験の内容を見ると、看護師国家試験に出題される内容まで高校で勉強していることがわかりました。
　「そうかぁ～！ 高校までの勉強を再度復習することが、看護学生になってから楽しく勉強をするためのポイントなんだなぁ～」と実感しました。
　なので、ぜひ、看護学生になる皆さんは、このドリルを活用して楽しい学生生活を迎えてください。

　最後に、看護学校の先生方へ。
　最近の看護学校の入試は10月に行われる場合も多くあります。その後、入学前に生徒さんたちに学習課題を課している学校は多いのではないでしょうか？ 学習課題が多すぎると、困惑してしまい、全然手をつけることなく入学している生徒さんもいます。しかし、学習課題を出さないと、4月からスタートする学習についていけずバーンアウトする学生さんもいます。
　このドリルは、看護学生として最低限必要な知識を網羅しています。また、入学してからも使えるように、レポートの書き方や看護の重要用語の読み方なども入れています。さらに、入学前も入学後もこのドリルで一人で学習できるように工夫しています。
　ぜひ、このドリルで看護学校の先生方も笑顔で看護学生を迎えてください。

　では、次の頁から始まります。頑張ってくださ～い！

　　　　　　　　　　　　　　　　　　　　　　　　　　　　　　菊地よしこ

CONTENTS

1 看護に必要な「国語」

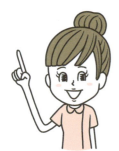

- 2　看護に必要な基礎漢字を覚えよう Ⅰ
- 4　看護に必要な基礎漢字を覚えよう Ⅱ
- 6　ナイチンゲールを理解しよう
- 8　看護学生さんにおすすめの本・映画
- 10　看護に必要なレポートの書き方
- 12　看護に必要なレポートの知識
- 14　（おまけ）レポートの書き方
- 16　陰暦と二十四節気の漢字の読み方
- 18　解答

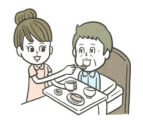

2 看護に必要な「数学」

- 20　看護に必要な百分率の計算
- 22　看護に必要な比例の計算 Ⅰ
- 24　看護に必要な比例の計算 Ⅱ 文章問題
- 26　看護に必要な比例の計算 Ⅲ
- 28　看護に必要な点滴の計算 Ⅰ
- 30　看護に必要な点滴の計算 Ⅱ
- 32　解答

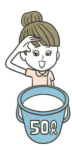

3 看護に必要な「理科」

- 34　看護に必要な"てこ"の原理
- 36　看護に必要な消化管の知識
- 38　看護に必要な血液循環の知識
- 40　看護に必要な心臓の知識
- 42　看護に必要な脳の知識
- 44　看護に必要な筋肉の知識
- 46　看護に必要な骨の知識
- 48　看護に必要な腎臓と泌尿器の知識
- 50　体全体を英語で知ろう！

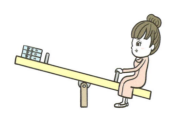
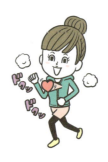

おまけ・美術編　52　看護に必要な色彩のセンス

4 看護に必要な「地歴・公民」

- 54 看護に必要な法律・制度の知識 I
- 56 看護に必要な法律・制度の知識 II
- 58 患者さんの生きてきた歴史と出来事
- 62 看護に必要な国民の祝日
- 64 看護に必要な日本地図
- 66 看護に必要な日本地図（北海道・東北地方）
- 68 看護に必要な日本地図（関東地方）
- 70 看護に必要な日本地図（中部地方）
- 72 看護に必要な日本地図（近畿地方）
- 74 看護に必要な日本地図（中国・四国地方）
- 76 看護に必要な日本地図（九州・沖縄地方）
- 78 看護に必要な世界地図
- 80 看護に必要な各国の知識

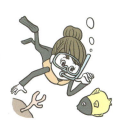

最後にセンター試験の問題を解いてみよう！

【生物編】

- 82 体の成り立ちを知るための知識
- 85 血液・ホルモンの働きについての知識
- 88 血液等の流れを知るための知識
- 90 血液の組織を知るための知識
- 92 肝臓・膵臓の働きを知るための知識
- 94 病気の予防や治療のための知識
- 96 アレルギーの仕組みを知るための知識
- 98 細菌から体を守るための知識

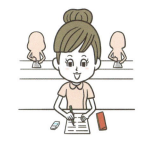

【現代社会編】

- 99 患者さんの気持ちを理解するために必要な知識
- 100 高齢者・社会保障制度等の知識
- 102 "悩んでもいいんだよ"と心を支えてくれる知識
- 104 誰にでもある心の動きについての知識
- 106 これからの医療を考えるうえで必要な知識

- 109 INDEX（索引）

表紙・カバーデザイン：ビーワークス／ 表紙・カバー・本文イラスト：オオノマサフミ
本文デザイン：盛田尚弘（ピーアールハウス）　編集協力：建部 博（ピーアールハウス）

本書の使い方

1 カッコ内に書き込む

　小学校〜高校の勉強で習ってきたこと、また基本的な知識の問題は、カッコ内に答えを書けるようにしています。書き終えたらそれぞれのページの下部や、解答ページを確認し、答え合わせをしてみてくださいね。間違えた問題は何度も復習することで、知識として取り込むことができますよ。

2 グレー文字をなぞる

　小学校〜高校の勉強で習ってきたけれど少し難しい問題や、またこれから覚えてほしいキーワードは、グレーでなぞれるようにしています。読むだけでなく実際になぞってみることで、自分の中に知識として入ってきます。興味があるキーワードについては、それぞれで調べてみるとよいですね。

3 最後にセンター試験に挑戦！

　81ページからは、実際のセンター試験に出てきた問題を掲載しています。「生物」と「現代社会」の2テーマがありますので、ぜひチャレンジしてみてください。答えはページ下部に掲載しています。本書で学んだことを活かして、今後の看護学校生活で学ぶことを想像しながら行っていきましょう。

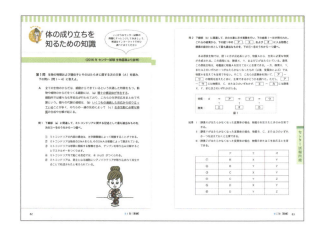

入学前に習得しておきたい基礎知識

看護に必要な 国語

看護学校に入学するにあたって、期待と不安が入り交じる人もいることでしょう。看護の勉強をするうえで、基本的な国語の知識は必要不可欠！ 本章でしっかり勉強して、楽しい学生生活をスタートさせましょう！

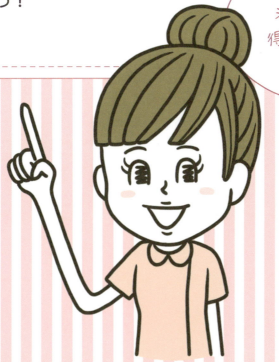

ワタシ漢字がちょっと得意じゃないけどがんばる！

1 国語編 漢字の読み方

看護に必要な基礎漢字を覚えようⅠ

　看護の世界に入ると難しい漢字がたくさん出てきます。この機会に看護の世界で出てくる漢字の読み方を勉強してみましょう。看護師国家試験の問題から漢字を出してみましたよ。
　看護学校に入ると教科書にルビはふっていません。ここでは特に重要な看護用語の読み方を勉強しましょう。その後に、意味は自分で調べてみましょうね！

（　）に読みがなを書いてね

1　亜鉛（　　　　　）
2　亜急性期（　　　　　）
3　悪性（　　　　　）
4　安静（　　　　　）
5　胃（　　　　　）
6　胃炎（　　　　　）
7　萎縮（　　　　　）
8　移植（　　　　　）
9　一次救命処置（　　　　　）
10　陰茎（　　　　　）
11　咽頭（　　　　　）
12　陰嚢（　　　　　）
13　右脚（　　　　　）
14　右心室（　　　　　）
15　右心房（　　　　　）
16　運動障害（　　　　　）
17　腋窩神経（　　　　　）
18　壊死（　　　　　）
19　延髄（　　　　　）
20　横隔膜（　　　　　）
21　応急入院（　　　　　）
22　横行結腸（　　　　　）
23　黄疸（　　　　　）
24　回旋枝（　　　　　）
25　角膜（　　　　　）
26　隔離（　　　　　）
27　下肢（　　　　　）
28　下垂体前葉（　　　　　）
29　下腹部（　　　　　）
30　眼脂（　　　　　）
31　肝静脈（　　　　　）
32　器官（　　　　　）
33　気管支（　　　　　）
34　気胸（　　　　　）
35　空気感染（　　　　　）
36　車椅子（　　　　　）
37　頸椎（　　　　　）
38　血液感染（　　　　　）
39　結核（　　　　　）
40　欠格事由（　　　　　）
41　肩峰（　　　　　）
42　降圧薬（　　　　　）

国語編

43 口蓋扁桃（　　　　　）
44 高血圧（　　　　　）
45 膠原病（　　　　　）
46 虹彩（　　　　　）
47 甲状腺（　　　　　）
48 災害医療（　　　　　）
49 細菌（　　　　　）
50 臍帯血（　　　　　）
51 左脚（　　　　　）
52 坐骨（　　　　　）
53 左心室（　　　　　）
54 左心房（　　　　　）
55 三角筋（　　　　　）
56 子宮内膜（　　　　　）
57 膝窩静脈（　　　　　）
58 尺骨神経（　　　　　）
59 手掌（　　　　　）
60 松果体（　　　　　）
61 上肢（　　　　　）
62 上腕二頭筋（　　　　　）
63 褥瘡（　　　　　）
64 心筋梗塞（　　　　　）
65 心筋症（　　　　　）
66 腎障害（　　　　　）
67 腎臓（　　　　　）

68 陣痛（　　　　　）
69 心電図（　　　　　）
70 髄液検査（　　　　　）
71 髄質（　　　　　）
72 水晶体（　　　　　）
73 膵臓（　　　　　）
74 精管（　　　　　）
75 清拭（　　　　　）
76 声帯（　　　　　）
77 精嚢（　　　　　）
78 赤褐色尿（　　　　　）
79 脊椎（　　　　　）
80 前室間枝（　　　　　）
81 染色体（　　　　　）
82 浅側頭動脈（　　　　　）
83 前立腺（　　　　　）
84 総胆管（　　　　　）
85 僧帽弁（　　　　　）
86 塞栓（　　　　　）
87 足背（　　　　　）
88 措置入院（　　　　　）
89 体外受精（　　　　　）
90 体幹（　　　　　）
91 大胸筋（　　　　　）
92 大座骨孔（　　　　　）
93 代謝（　　　　　）
94 帯状疱疹（　　　　　）
95 大腿（　　　　　）
96 大腸（　　　　　）
97 大動脈弓（　　　　　）
98 大脳（　　　　　）
99 大彎（　　　　　）
100 胆嚢（　　　　　）

大丈夫、眠くないよ いっしょにがんばりましょ

☞解答は18ページだよ

国語編 漢字の読み方
看護に必要な基礎漢字を覚えよう Ⅱ

1. 恥骨結合（　　　　　）
2. 膣（　　　　　）
3. 中耳炎（　　　　　）
4. 中枢神経（　　　　　）
5. 聴診（　　　　　）
6. 直腸（　　　　　）
7. 椎間板（　　　　　）
8. 痛風発作（　　　　　）
9. 手足口病（　　　　　）
10. 帝王切開（　　　　　）
11. 点眼薬（　　　　　）
12. 点滴（　　　　　）
13. 臀部（　　　　　）
14. 瞳孔（　　　　　）
15. 統合失調症（　　　　　）
16. 糖尿病（　　　　　）
17. 洞房結節（　　　　　）
18. 内視鏡検査（　　　　　）
19. 内診（　　　　　）
20. 軟骨（　　　　　）
21. 乳歯（　　　　　）
22. 尿管（　　　　　）
23. 尿道（　　　　　）
24. 尿毒症（　　　　　）
25. 認知症（　　　　　）
26. 熱傷（　　　　　）
27. 熱中症（　　　　　）
28. 脳幹（　　　　　）
29. 脳血栓症（　　　　　）
30. 脳梗塞（　　　　　）
31. 脳塞栓症（　　　　　）
32. 脳卒中（　　　　　）
33. 肺結核（　　　　　）
34. 敗血症（　　　　　）
35. 梅毒（　　　　　）
36. 排便（　　　　　）
37. 白内障（　　　　　）
38. 破傷風（　　　　　）
39. 白血球（　　　　　）
40. 被殻出血（　　　　　）
41. 皮下注射（　　　　　）
42. 鼻腔（　　　　　）
43. 腓骨神経（　　　　　）
44. 日和見感染（　　　　　）
45. 風疹（　　　　　）
46. 腹腔（　　　　　）
47. 副交感神経（　　　　　）
48. 不随意筋（　　　　　）
49. 不妊症（　　　　　）
50. 分娩（　　　　　）
51. 平均寿命（　　　　　）
52. 閉経（　　　　　）
53. 便失禁（　　　　　）
54. 蜂窩織炎（　　　　　）

55 膀胱炎（　　　　　）
56 胞状奇胎（　　　　　）
57 保健所（　　　　　）
58 埋葬（　　　　　）
59 麻疹（　　　　　）
60 麻痺（　　　　　）
61 水俣病（　　　　　）
62 脈拍（　　　　　）
63 民事責任（　　　　　）
64 無月経（　　　　　）
65 無尿（　　　　　）
66 迷走神経（　　　　　）
67 免疫細胞（　　　　　）
68 毛根（　　　　　）
69 毛細血管（　　　　　）
70 妄想知覚（　　　　　）
71 盲腸（　　　　　）
72 毛嚢炎（　　　　　）
73 問診（　　　　　）
74 門脈（　　　　　）
75 薬物動態（　　　　　）
76 夜盲症（　　　　　）
77 幽門部（　　　　　）

78 輸液（　　　　　）
79 癒着胎盤（　　　　　）
80 養育医療（　　　　　）
81 要介護認定（　　　　　）
82 溶血性黄疸（　　　　　）
83 幼児期（　　　　　）
84 羊水検査（　　　　　）
85 抑圧（　　　　　）
86 離乳食（　　　　　）
87 利尿薬（　　　　　）
88 流行性角結膜炎（　　　　　）
89 療育手帳（　　　　　）
90 良性腫瘍（　　　　　）
91 緑内障（　　　　　）
92 緑膿菌（　　　　　）
93 淋菌（　　　　　）
94 臨床工学技士（　　　　　）
95 輪状軟骨（　　　　　）
96 老化（　　　　　）
97 労災保険（　　　　　）
98 労作性狭心症（　　　　　）
99 老年症候群（　　　　　）
100 腕頭（　　　　　）

国語編

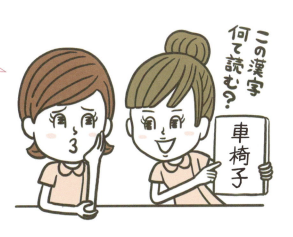

学校でも現場に出てからも必要な知識だよ！

この漢字何て読む？

車椅子

☞解答は18ページだよ

① 国語編 看護の知識
ナイチンゲールを理解しよう

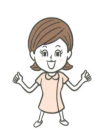

　皆さんはナイチンゲールをご存知ですか？　看護師を目指すほとんどの方は知っていると思います。ナイチンゲールは1853年、ヨーロッパのクリミア戦争のときに寝る間も惜しんで負傷兵の看護にあたったことから、「クリミアの天使」と呼ばれています。このナイチンゲールは「看護覚え書」という看護を実践するうえで重要な内容を記載した本を書いています。看護学校に入学する前の予習として一緒に勉強していきましょう。ここでは、『看護覚え書』(訳・湯槇ます、薄井坦子、小玉香津子、田村真、小南吉彦／現代社刊 - 第7版)から、必要な個所を引用して紹介します。

　「看護覚え書」は、以下のような章で構成されています。
「序章」「換気と保温」「住居の健康」「小管理」「物音」「変化」「食事」「食物の選択」「ベッドと寝具類」「陽光」「部屋と壁の清潔」「からだの清潔」「おせっかいな励ましと忠告」「病人の観察」
　この章立てを見てもわかるように、看護の「原点」「基本的な視点」がはっきりと示されています。この本の主立った点を見ていきましょう。

■ 序章
　ここでは、まず「病気」についての考え方を示しています。
「すべての病気は、その経過のどの時期をとっても、程度の差こそあれ、その性質は回復過程であって、必ずしも苦痛をともなうものではない」(「序章」p13)
　そして、この病気の概念をもとにして、看護は何をするべきかについて明確にしています。
「看護とは、新鮮な空気、陽光、暖かさ、清潔さ、静かさなどを適切に整え、これらを活かして用いること、また食事内容を適切に選択し適切に与えること——こういったことのすべてを、患者の生命力の消耗を最小にするように整えること」(序章 p14〜15)

■ 換気と保温
　ナイチンゲールは、看護者が最も注意して行わなければならないことを以下のように書いています。
「患者が呼吸する空気を、患者の身体を冷やすことなく、屋外の空気と同じ清浄さに保つこと」(「換気と保温」p21)
　換気が最も大事で、そのためには「窓を開けること」を提唱しています。現代の病院環境の中では窓の開けっ放しは難しいかもしれませんね。でも、空気の入れ換えはぜひ必要です。

■ 物音
　患者にとっては、ちょっとした物音でもすごく気障りになるものです。看護する者は静かな環境で患者が静養できるよう配慮する必要があります。ナイチンゲールは「物音」について以下のように書いています。
「不必要な物音や、心のなかに何か予感や期待などをかき立てるような物音は、患者に害を与える音である」(「物音」p81)
　さらに、患者のまわりにいる人たちへも注意を呼びかけています。
「患者の家族や医師たちが、病室の入口やすぐそばの廊下などで長話をしている光景がよく見られる。(中略) そんなことをする家族や医師たちの無神経さに、私は唖然とする」(「物音」p83)
　実習で病室に行くときには、十分に注意した

いものですね。

■ 食事

健康な人にとっても「食事」が大切なものであるということはよく知られています。私たちは定時に食事をとっていますが、患者にとって「決められた時間」に一律に食事をとることは苦痛かもしれませんね。ナイチンゲールは以下のように書いています。

「衰弱のはげしい患者の大部分にとっては、午前11時以前に固形食を摂ることは不可能である。まして、その時間までずっと絶食状態が続いていて、体力がいっそう弱っているようなばあいには、11時を過ぎても食べられない」(「食事」p112)

「患者が食物を摂れる時刻について考慮をめぐらすこと、人によってもばあいによってもさまざまであるが、患者の衰弱が最もはげしい時間帯について観察すること、衰弱のはげしい時刻を予測しその時刻を避けるために、食事の時刻を組みかえてみること」(「食事」p114～115)

こうした工夫は、在宅では可能です。こういう柔軟性のある姿勢でのぞみたいものです。

■ 食物の選択

ナイチンゲールは「栄養」の重要性を訴えています。現代にも通じる看護師の役割を明言しているのです。

「患者に何を食べさせるかを決める立場のひとの職務とは、あくまでも患者の胃の意見に耳を傾けることであって、『食品分析表』を読むことなどではない」(「食物の選択」p128)

「看護師の任務のなかでも他に比較できないほど重要な任務は、患者の呼吸する空気に注意を払うことに次いで、患者の食物の影響を注意深く観察して、それを医師に報告することなのである」(「食物の選択」p129)

■ 陽光

ナイチンゲールが、換気の次に重要だと訴えているのが「陽光」です。

「新鮮な空気についで病人が求める二番目のものは、陽光をおいてほかにはないということである。すなわち、病人を最も害する部屋は、閉め切りの部屋についで暗い部屋なのである」(「陽光」p145)

「太陽の恵みをいっぱいに受けて、部屋が明るく快適なこと、それは病気の治療に欠かせない条件である」(「陽光」p146)

■ からだの清潔

「清潔」については、「部屋と壁の清潔」の章で環境整備について述べていますが、看護師の行為として「からだの清潔」の重要性を強く訴えています。

「病人の身体を不潔なままに放置したり、あるいは病人に汗やその他の排泄物が浸み込んだ衣類を着せたままにしておくことは、健康をもたらす自然の過程を妨げて患者に害を加えることになる」(「からだの清潔」p159)

■ 病人の観察

ナイチンゲールは看護師の最も重要な任務として「観察」を取り上げています。

「看護師に課す授業のなかで、最も重要でまた実際の役に立つものは、何を観察するか、どのように観察するか、どのような症状が病状の改善を示し、どのような症状が悪化を示すか、どれが重要でどれが重要でないのか、どれが看護上の不注意の証拠であるか、それはどんな種類の不注意による症状であるか、を教えることである」(「病人の観察」p178)

よしこ先生より

看護師の免許をとってから20年も経っています。ナイチンゲールを看護学校で勉強したはずなのに、そのときはまったくナイチンゲールのよさがわかりませんでした。今、在宅看護を通して、ナイチンゲールの素晴らしさがよくわかります。この看護覚え書は簡単な言葉で、患者さんに必要な看護の内容をていねいに教えてくれています。今、看護師は医療の高度化に伴って専門看護師・認定看護師などさまざまな資格を持つようになりました。でも看護の基本はこの看護覚え書にすべて書かれていました。今の時代だからこそ看護師はあらためてナイチンゲールを読むべきではないでしょうか。ぜひ、看護師を目指す皆さんがナイチンゲールを振り返り「看護って何か」を身に着けていってほしいです。

看護学生さんにおすすめの本・映画

①国語編 参考

　看護師を目指すにあたって、皆さんはさまざまなうれしい場面、哀しい場面、そして壁にぶつかることもあるでしょう。そんなときのために日々の勉強をしっかり行うことは重要ですが、ときには<mark>映画や本から重要なことを学ぶこともある</mark>ものです。

　ここでは、看護学生になる皆さんに、「看護師」「医療従事者」として<mark>ぜひとも見ておきたい本や映画をご紹介</mark>していきます。

人が亡くなることをテーマにした本

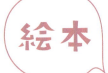

　人が亡くなるってどんな感じ？　皆さんの中には、今まで身近な人が亡くなった経験がない人がいるかもしれません。看護師は、患者さんが健康になるためのお手伝いをしますが、人がよりよく命をまっとうするためのお手伝いもします。そのときの参考にすてきな絵本を紹介します。

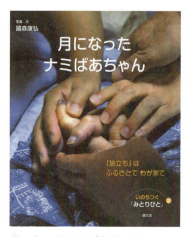

月になったナミばあちゃん
國森康弘（農山漁村文化協会）

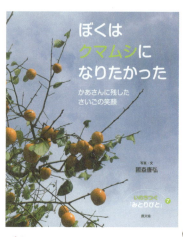

ぼくはクマムシになりたかった
國森康弘（農山漁村文化協会）

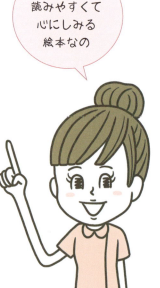

すごく読みやすくて心にしみる絵本なの

高齢者のことがわかる本・映画

国語編

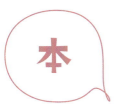

高齢社会では、多くのお年寄りを看護していくようになります。お年寄りになると、物忘れをしたり、自分のことを自分でできなくなる人もいます。そんな中でも、「楽しく歳をとっていくってこんな感じかな〜」と思える、おすすめの本と映画を紹介します。

看護の時代－看護が変わる 医療が変わる
日野原重明、川島みどり、石飛幸三（日本看護協会出版会）

昭和・平成の看護を見つめてきた医学界の重鎮たちが、看護について語った貴重な本。少し看護の経験がないと難しい内容ですが、故・日野原重明先生、川島みどり先生、石飛幸三先生のこの3人の名前を覚えるだけでも重要な本です。この3人の動画がYouTubeにもアップされているので、見てみてください。日本における大切な3人が看護を語る、貴重な本です。

恍惚の人
有吉佐和子（新潮文庫）

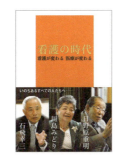

認知症の人を介護するという内容で、非常に読みごたえのある本です。映画にもなっており、認知症を介護する人を描いた初めての小説です。

驚きの介護民俗学
六車由実（医学書院）

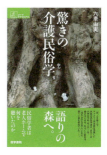

表紙や本の題名は難しい雰囲気ですが、お年寄りのお世話をするってこんなに楽しいんだ〜と看護師として働くうえで参考になる本です。

看護の約束－命を守り、暮らしを支える
秋元典子（ライフサポート社）

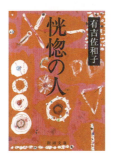

看護師の仕事ってなんてすばらしいんだ〜と心から思える本。やさしい気持ちになります。著者の秋元先生も看護に熱い人であり、心から尊敬できる人です。

スクラップ・アンド・ビルド
羽田圭介（文藝春秋）

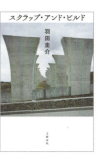

認知症の高齢者の孫の視点で読むと、看護にすごく役に立つ本です。原作者の羽田さんの言動や最近の若者の悩みに焦点をあてた書評が多いですが、この本は、孫の立場で認知症をとらえた素晴らしい本です。おすすめですよ。

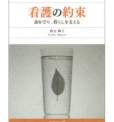

映画

人生フルーツ
監督：伏原健之

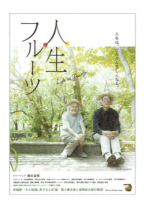

高齢の夫婦が二人合わせて177歳の青春を楽しんでいる映画。歳をとることのすばらしさ、豊かに生きることを教えてもらえます。

ペコロスの母に会いに行く
監督：森﨑東

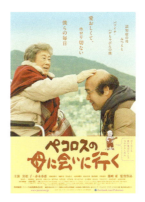

「ボケるとも悪かことばかりじゃなかかもしれん！」は名言です。認知症を患いながらも本人も家族も楽しく生活するって、どういうことか考えさせられる、とってもいい映画です。

国語編 ① レポートの知識

看護に必要なレポートの書き方

　看護学校に入学したり、看護師として病院に就職したりするときに、必ずと言っていいほど、「あなたはなぜ看護師を目指したのですか？　なぜ看護師になりたいと思ったのですか？　看護師の職業についてどう思っていますか？」などと聞かれます。

　看護師に対する思いは、看護学校に入学する前と、看護学校で看護について学んでからと、看護師として働いてからでは、それぞれ変わってきます。ここではレポートの書き方をとおして、あなた自身の"看護観"について考えてみましょう。

1 看護師についてあなたが持つイメージを、思いつくだけ書いてみましょう。

2 ①で挙げた中から、説明しやすいものをひとつ選び、あなたが持つイメージ（意見）とその理由を書いてみましょう。
（例・看護師は人の助けになる職業だと思う→人の生死に携わる職業だけに、豊富な知識を持つことが重要だから）

3 具体例を挙げながら、②で考えた理由について掘り下げていきましょう。
（例・私の家族が病気で入院したときに、担当してくれた看護師さんが治療や薬のことにすごく詳しくて、優しく教えてくれて、すごく頼りになった）

4 ③で挙げた意見を実現するための、具体的な提案を考えてみましょう。
（例・患者さんに頼もしいと思ってもらえる看護師になるために、できるだけ知識や経験を手に入れていき、現場に出ても恥ずかしくない自分になる）

国語編

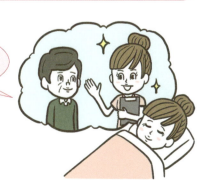

いざ看護師について考えてみると、自分の思い描く姿が明確になってくるね！

① 国語編 レポートの知識

看護に必要なレポートの知識

　看護学校に入学すると、レポート提出の課題が出ます。さらに、看護師の勉強のために病院実習に行ったときは、文字をそろえて書くために、何も罫線の書かれていない用紙に自分が見たことや考えたことを記入しなければいけません。

　入学時は戸惑ってしまい、定規などを使用しながら書きますが、練習をしていくと何も使わなくても書けるようになります。ここではレポートの書き方と、罫線を使用しない書き方の練習をしていきましょう。

罫線のないレポート用紙に書く練習

　看護師は「保健師助産師看護師法」という法律で規定されています。ここでは、入学前にその法律を覚えていきましょう。

保健師助産師看護師法　第五条

第五条　この法律において「看護師」とは、厚生労働大臣の免許を受けて、傷病者若しくはじよく婦に対する療養上の世話又は診療の補助を行うことを業とする者をいう。

（下に書いて、覚えましょう。）

20×4=80字

［原稿用紙マス目］

罫線のない下のスペースに同様に記載してみましょう。　（まっすぐ、ていねいにかけるかな？）

マスに字を書く練習！

気になった新聞のコラムを下に書き写し、さらにその感想を罫線のないスペースに書いてみましょう。看護学校では、自分の意見を多く求められます。普段から新聞などを読んで、自分の意見を持つように訓練してみましょうね。

下にコラムを書き写しましょう！

20×10=200字

白紙でも練習しよう

日頃から新聞や、ニュース記事を読むクセをつけておくと、患者さんとお話しするときの『きっかけ』にもなりますので、なるべく読むようにしましょうね♡

国語編

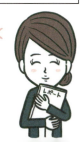

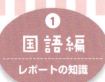

(お・ま・け) レポートの書き方

レポートの書き方をさらに勉強していきましょう。P13よりも多くのマスをもうけました。P6〜9で紹介した本や映画を要約し、意見を書くなど練習してみてくださいね。

20×30=600字

200字

400字

600字

左ページで600字に記入した内容を、こちらの罫線がないスペースに再度記入してみましょう。罫線のないレポート用紙に書くには練習が必要ですよ！

国語編

① 国語編 暦の漢字
陰暦と二十四節気の漢字の読み方

陰暦と二十四節気を覚えて、患者さんと四季の移り変わりを話してね！きっと喜ばれますよ！

四季	陰暦月	陰暦	二十四節気	意味	太陽暦相当日
春	1月	睦月 ①( )	立春 ⑬( )	暦のうえで春が始まる日。	2月 4日か5日
春	1月	睦月 ①( )	雨水 ⑭( )	積もった雪も解け始め、草木の芽が出始めるころ。	2月19日か20日
春	2月	如月 ②( )	啓蟄 ⑮( )	冬眠していた虫が地中から出てくるころ。	3月 5日か6日
春	2月	如月 ②( )	春分 ⑯( )	昼夜の長さがほぼ等しく暖かい季節となる。	3月20日か21日
春	3月	弥生 ③( )	清明 ⑰( )	清く明るい空気に満ちるころ。	4月 5日か6日
春	3月	弥生 ③( )	穀雨 ⑱( )	春雨が降り田畑を潤す、種まきによい時期。	4月20日か21日
夏	4月	卯月 ④( )	立夏 ⑲( )	この日から立秋の前日までが夏。山野に新緑が目立ち始めるころ。	5月 5日か6日
夏	4月	卯月 ④( )	小満 ⑳( )	草や木などが育ち生い茂るころ。田んぼに苗を植える準備を始める。	5月21日か22日
夏	5月	皐月 ⑤( )	芒種 ㉑( )	梅雨入りの前で穀物をまく時期。	6月 6日か7日
夏	5月	皐月 ⑤( )	夏至 ㉒( )	一年で昼が最も長い時期。	6月21日か22日
夏	6月	水無月 ⑥( )	小暑 ㉓( )	本格的な暑さが始まり、梅雨明け前の集中豪雨が多い。	7月 7日か8日
夏	6月	水無月 ⑥( )	大暑 ㉔( )	夏至から一年で最も気温の高い暑い時期。	7月23日か24日
秋	7月	文月 ⑦( )	立秋 ㉕( )	まだ暑い時期だが秋の気配が感じられるころ。暑中見舞いはこの前日までで、以降は残暑見舞いを出す。	8月 7日か8日
秋	7月	文月 ⑦( )	処暑 ㉖( )	暑さが落ち着き穀物が実り始める。台風シーズン。	8月23日か24日
秋	8月	葉月 ⑧( )	白露 ㉗( )	野草に広く光って見える露が出ること。秋の気配をひとしお感じる。	9月 7日か8日
秋	8月	葉月 ⑧( )	秋分 ㉘( )	昼夜の長さがほぼ同じ。	9月23日か24日

四季	陰暦月	陰暦	二十四節気	意　味	太陽暦相当日
秋	9月	長月 ⑨ ( )	寒露 ㉙ ( )	冷たい霧がおり秋の深まりが感じられるころ。	10月 8日か 9日
			霜降 ㉚ ( )	秋も末で霜が降りるころ。冬の到来。	10月23日か 24日
冬	10月	神無月 ⑩ ( )	立冬 ㉛ ( )	日が目立って短くなり初冠雪の便りが届き冬の気配が強まる。	11月 7日か 8日
			小雪 ㉜ ( )	雪はまだ本格的ではないが、木々の葉は落ちるころ。	11月22日か 23日
	11月	霜月 ⑪ ( )	大雪 ㉝ ( )	冬将軍の到来が感じられるころ。	12月 7日か 8日
			冬至 ㉞ ( )	一年で最も夜の長い日。冬至にカボチャを食べると風邪をひかないといわれている。	12月22日か 23日
	12月	師走 ⑫ ( )	小寒 ㉟ ( )	徐々に寒さが厳しくなるころ。	1月 5日か 6日
			大寒 ㊱ ( )	一年で最も寒さが厳しくなるころ。	1月20日か 21日

二十四節気と主な雑節を知ろう！

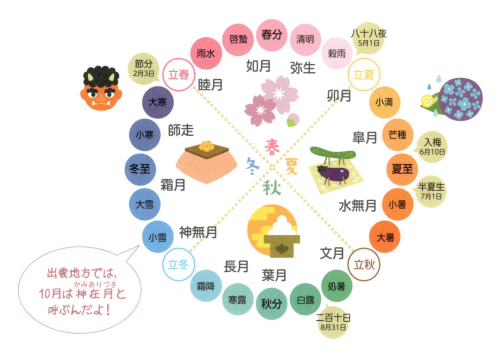

出雲地方では、10月は神在月（かみありづき）と呼ぶんだよ！

【解答】①むつき　②きさらぎ　③やよい　④うづき　⑤さつき　⑥みなづき　⑦ふみづき　⑧はづき　⑨ながつき　⑩かんなづき　⑪しもつき　⑫しわす　⑬りっしゅん　⑭うすい　⑮けいちつ　⑯しゅんぶん　⑰せいめい　⑱こくう　⑲りっか　⑳しょうまん　㉑ぼうしゅ(ぼうしゅう)　㉒げし　㉓しょうしょ　㉔たいしょ　㉕りっしゅう　㉖しょしょ　㉗はくろ　㉘しゅうぶん　㉙かんろ　㉚そうこう　㉛りっとう　㉜しょうせつ　㉝たいせつ　㉞とうじ　㉟しょうかん　㊱だいかん

看護に必要な基礎漢字を覚えようⅠ
（2-3ページ）【解答】

1 あえん
2 あきゅうせいき
3 あくせい
4 あんせい
5 い
6 いえん
7 いしゅく
8 いしょく
9 いちじきゅうめいしょち
10 いんけい
11 いんとう
12 いんのう
13 うきゃく
14 うしんしつ
15 うしんぼう
16 うんどうしょうがい
17 えきかしんけい
18 えし
19 えんずい
20 おうかくまく
21 おうきゅうにゅういん
22 おうこうけっちょう
23 おうだん
24 かいせんし
25 かくまく
26 かくり
27 かし
28 かすいたいぜんよう
29 かふくぶ
30 がんし
31 かんじょうみゃく
32 きかん
33 きかんし
34 ききょう
35 くうきかんせん
36 くるまいす
37 けいつい
38 けつえきかんせん
39 けっかく
40 けっかくじゆう
41 けんぽう
42 こうあつやく
43 こうがいへんとう
44 こうけつあつ
45 こうげんびょう
46 こうさい
47 こうじょうせん
48 さいがいいりょう
49 さいきん
50 さいたいけつ
51 さきゃく
52 ざこつ
53 さしんしつ
54 さしんぼう
55 さんかくきん
56 しきゅうないまく
57 しっかじょうみゃく
58 しゃっこつしんけい
59 しゅしょう
60 しょうかたい
61 じょうし
62 じょうわんにとうきん
63 じょくそう
64 しんきんこうそく
65 しんきんしょう
66 じんしょうがい

67 じんぞう
68 じんつう
69 しんでんず
70 ずいえきけんさ
71 ずいしつ
72 すいしょうたい
73 すいぞう
74 せいかん
75 せいしき
76 せいたい
77 せいのう
78 せきかっしょくにょう
79 せきつい
80 ぜんしつかんし
81 せんしょくたい
82 せんそくとうどうみゃく
83 ぜんりつせん
84 そうたんかん
85 そうぼうべん
86 そくせん
87 そくはい
88 そちにゅういん
89 たいがいじゅせい
90 たいかん
91 だいきょうきん
92 だいざこつこう
93 たいしゃ
94 たいじょうほうしん
95 だいたい
96 だいちょう
97 だいどうみゃくきゅう
98 だいのう
99 だいわん
100 たんのう

看護に必要な基礎漢字を覚えようⅡ
（4-5ページ）【解答】

1 ちこつけつごう
2 ちつ
3 ちゅうじえん
4 ちゅうすうしんけい
5 ちょうしん
6 ちょくちょう
7 ついかんばん
8 つうふうほっさ
9 てあしくちびょう
10 ていおうせっかい
11 てんがんやく
12 てんてき
13 でんぶ
14 どうこう
15 とうごうしっちょうしょう
16 とうにょうびょう
17 どうぼうけっせつ
18 ないしきょうけんさ
19 ないしん
20 なんこつ
21 にゅうし
22 にょうかん
23 にょうどう
24 にょうどくしょう
25 にんちしょう
26 ねっしょう
27 ねっちゅうしょう
28 のうかん
29 のうけっせんしょう
30 のうこうそく
31 のうそくせんしょう

32 のうそっちゅう
33 はいけっかく
34 はいけつしょう
35 ばいどく
36 はいべん
37 はくないしょう
38 はしょうふう
39 はっけっきゅう
40 ひかくしゅっけつ
41 ひかちゅうしゃ
42 びくう
43 ひこつしんけい
44 ひよりみかんせん
45 ふうしん
46 ふくくう
47 ふくこうかんしんけい
48 ふずいいきん
49 ふにんしょう
50 ぶんべん
51 へいきんじゅみょう
52 へいけい
53 べんしっきん
54 ほうかしきえん
55 ぼうこうえん
56 ほうじょうきたい
57 ほけんじょ
58 まいそう
59 ましん
60 まひ
61 みなまたびょう
62 みゃくはく
63 みんじせきにん
64 むげっけい
65 むにょう
66 めいそうしんけい
67 めんえきさいぼう
68 もうこん
69 もうさいけっかん
70 もうそうちかく
71 もうちょう
72 もうのうえん
73 もんしん
74 もんみゃく
75 やくぶつどうたい
76 やもうしょう
77 ゆうもんぶ
78 ゆえき
79 ゆちゃくたいばん
80 よういくいりょう
81 ようかいごにんてい
82 ようけつせいおうだん
83 ようじき
84 ようすいけんさ
85 よくあつ
86 りにゅうしょく
87 りにょうやく
88 りゅうこうせいかくけつまくえん
89 りゅうかいくてちょう
90 りょうせいしゅよう
91 りょくないしょう
92 りょくのうきん
93 りんきん
94 りんしょうこうがくぎし
95 りんじょうなんこつ
96 ろうか
97 ろうさいほけん
98 ろうさせいきょうしんしょう
99 ろうねんしょうこうぐん
100 わんとう

入学前に習得しておきたい基礎知識

看護に必要な 数学

看護の世界では、科学的根拠をもって患者さんにケアを提供する必要があります。そのためには数字が示す意味や計算方法などを理解する必要がありますよね。ぜひ、簡単な計算式から解いていき、看護の世界で必要とされる初歩的な数学を覚えていきましょう！

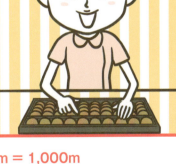

看護の勉強をしていると、単位が多く出てきます。ここで覚えてしまいましょう！

1kg = 1,000g　0.001kg = 1g = 1,000mg　1km = 1,000m
0.001km = 1m = 100cm　0.01m = 1cm = 10mm　0.1cm = 1mm =1,000μm
1L= 10dL　0.1L = 1dL = 100mL　0.01dL = 1mL

② 数学編 パーセント
看護に必要な百分率の計算

看護では、日常生活上の数字を％表示にしていったり、消毒液を作ったりするときに百分率が必要になります。ここで確認してみましょう。

解説 百分率とは、全体を100とした場合の成分の割合をいいます。0.01を1％と表します。以下の表を確認してみましょう。

割合	1	0.1	0.01	0.001
百分率	100%	10%	1%	0.1%

割合	1	0.75	0.5	0.25
百分率	100%	75%	50%	25%

％（パーセント）は、割合を表す単位で、per（当たり）cent（百）という意味です。

小数を百分率にするには　小数×100＝○％　　百分率を小数にするには　百分率（％）×0.01＝小数

練習問題 次の小数を百分率に、百分率を小数になおしましょう。

① 0.1 → 　　　％
② 0.2 → 　　　％
③ 0.3 → 　　　％
④ 0.52 → 　　　％
⑤ 0.62 → 　　　％
⑥ 0.74 → 　　　％
⑦ 0.9 → 　　　％
⑧ 3.5 → 　　　％
⑨ 1.25 → 　　　％
⑩ 3.96 → 　　　％

⑪ 3.35 → 　　　％
⑫ 0.266 → 　　　％
⑬ 0.569 → 　　　％
⑭ 2.569 → 　　　％
⑮ 5.342 → 　　　％
⑯ 0.98 → 　　　％
⑰ 0.35 → 　　　％
⑱ 0.08 → 　　　％
⑲ 0.065 → 　　　％
⑳ 0.24 → 　　　％

㉑ 56.3% →
㉒ 100% →
㉓ 99% →
㉔ 63.5% →
㉕ 25.9% →
㉖ 0.1% →
㉗ 0.9% →
㉘ 96% →
㉙ 36% →
㉚ 50% →

㉛ 35% →
㉜ 28% →
㉝ 86.5% →
㉞ 44.2% →
㉟ 38.6% →
㊱ 92% →
㊲ 150% →
㊳ 10% →
㊴ 55% →
㊵ 78.5% →

では、左ページを参考に下の問題を解いてみましょう。

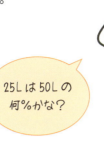
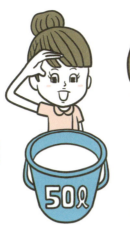
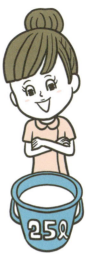

練習問題 次の計算をしましょう。

① 50L は 100L の何％ですか？
計算式

_____ 答え _____

② 5g は 25g の何％ですか？
計算式

_____ 答え _____

③ 38m は、50m の何％ですか？
計算式

_____ 答え _____

④ 65kg の 20％は何 kg ですか？
計算式

_____ 答え _____

⑤ 186L の 25％は何 L ですか？
計算式

_____ 答え _____

⑥ 100 人の 20％は何人ですか？
計算式

_____ 答え _____

⑦ 365 人の 20％は何人ですか？
計算式

_____ 答え _____

⑧ 55kg の 22％は何 kg ですか？
計算式

_____ 答え _____

⑨ 病院の患者 150 人のうち 20％が感染症である。何人が感染症ですか？
計算式

_____ 答え _____

⑩ 病院のスタッフ 2500 人のうち 55％が看護師である。看護師の人数は何人ですか？

計算式

_____ 答え _____

☞ 解答は32ページへ！

数学編 ② 比例

看護に必要な比例の計算 I

「比例式」は、消毒液や注射薬などを作成する際に必要な計算式です。ゆっくり解いていきましょう。看護学校で覚える知識は、実は高校までに習った数学で解けるんです。

例題　Xの値を求めましょう。

$$X : 3 = 2 : 6$$

解説　比例式とは、2つの比が等しいことを示す式で、2つの変数の中で、一方が2倍・3倍となると、他方も2倍・3倍となっていくことです。

なので、

左　側　＝　右　側
□　：　△　＝　○　：　◇

と表される式で、左側が2倍になると、右側も2倍になります。この比例式でいくと、□が2倍になると、○も2倍になります。また、△が3倍になれば、◇も3倍になります。

文章問題などで、比例式を自分で作成する際のポイントは、□と○、△と◇の単位を同じにすることです。

比例式 I：　□ mg：△ mL ＝ ○ mg：◇ mL

複雑な文章問題が出てきたら、この式を思い出して問題を解いてみましょう。

では、例題を解いていきます。

比例式の計算方法は

外側と外側、内側と内側を計算していきます。例題を通して解説します。

例題①　X：3 ＝ 2：6 のような計算式では、外側と外側、内側と内側を計算しますので

$$X : 3 = 2 : 6$$
$$6X = 6$$
$$X = 1$$

❶ 外側どうしを掛け算します。
❷ 内側どうしを掛け算します。
❸ Xの値を求めます。X左側（左辺）の数字で右側（右辺）を割り算します。

ポイント

比例式とは
□ : △ ＝ ○ : ◇
と表される。
ポイントは、□と○、△と◇の単位を同じにすること。
□ mg：△ mL ＝ ○ mg：◇ mL
複雑な文章問題がでてきたら、この式を思い出して問題を解いてみよう。

答え　1

練習問題 Xの値を求めましょう。

① X : 3 = 4 : 6
計算式

_____ 答え_____

② X : 6 = 4 : 12
計算式

_____ 答え_____

③ X : 9 = 4 : 3
計算式

_____ 答え_____

④ X : 6 = 3 : 9
計算式

_____ 答え_____

⑤ X : 24 = 4 : 12
計算式

_____ 答え_____

⑥ 9 : 6 = X : 24
計算式

_____ 答え_____

⑦ 50 : 20 = X : 30
計算式

_____ 答え_____

⑧ 7 : 4 = 28 : X
計算式

_____ 答え_____

⑨ 5 : 8 = 4 : X
計算式

_____ 答え_____

⑩ X : 12 = 3 : 6
計算式

_____ 答え_____

数学編

☞ **解答は32ページへ！**

数学編 ②
比例
看護に必要な比例の計算Ⅱ 文章問題

次の比例式の文章問題は、看護の現場でよく使う計算です。ゆっくりがんばってみましょう！

$$1g = 1mL = 1000mg$$

例題 比例式の文章問題を解いてみましょう。

注射薬に 6mg／2mL と表記されていた。1mL 当たり何 mg か。

解説 文章問題も簡単、簡単！ よく読んで、比例式を組み立てられるようにしましょう。

文章をよく読んで

□ mg ： △ mL ＝ ○ mg ： ◇ mL　と単位を合わせるようにします。

注射薬に 6mg／2mL と表記されていた。1mL 当たり何 mg か。
では、

←ここで比例式のポイントを活用して

$$6mg : 2mL = Xmg : 1mL$$

矢印のように比例式を組み立てます。何 mg かと聞いていますので、わからない値を X とします。

ここまでできれば比例式Ⅰ（22ページ）で学んだとおりに計算をします。計算するときは、単位は必要なくなります。

$$6mg : 2mL = Xmg : 1mL$$
$$2X = 6$$
$$X = \frac{6}{2} = 6 \div 2$$
$$X = 3$$

答え　3mg

このように比例式を組み立てられると、難しいと思った計算式も簡単に解けますよ。

練習問題　値を求めましょう。

P22参照

① 注射薬に 8mg／2mL と表記されていた。1mL 当たり何 mg か。
計算式 _____ 答え _____

② 注射薬に 12mg／2mL と表記されていた。1mL 当たり何 mg か。
計算式 _____ 答え _____

③ 注射薬に 9mg／3mL と表記されていた。1mL 当たり何 mg か。
計算式 _____ 答え _____

④ 注射薬に 12mg／6mL と表記されていた。1mL 当たり何 mg か。
計算式 _____ 答え _____

⑤ 注射薬に 24mg／6mL と表記されていた。1mL 当たり何 mg か。
計算式 _____ 答え _____

⑥ 10％の塩酸リドカイン液 10mL の中に塩酸リドカインは何 g 含まれるか。
計算式 _____ 答え _____

⑦ 20％の塩酸リドカイン液 10mL の中に塩酸リドカインは何 g 含まれるか。
計算式 _____ 答え _____

⑧ 5％の塩酸リドカイン液 100mL の中に塩酸リドカインは何 g 含まれるか。
計算式 _____ 答え _____

⑨ 10％の塩酸リドカイン液 100mL の中に塩酸リドカインは何 g 含まれるか。
計算式 _____ 答え _____

⑩ 20％の塩酸リドカイン液 200mL の中に塩酸リドカインは何 g 含まれるか。
計算式 _____ 答え _____

☞ 解答は32ページへ！

数学編

数学編 ② 比例
看護に必要な比例の計算Ⅲ

薬の名前が入っている比例式です。ちょっと難しくて尻込みしちゃうかもしれないけど、大丈夫!!

例題 次の計算をしましょう。
「フロセミド注 15mg を静脈内注射」と指示を受けた。注射薬のラベルに「20mg／2mL」と表示されていた。注射量を求めよ。ただし、小数点以下第2位を四捨五入すること。

(看護師国家試験過去問題　第103回)

解説 医師の指示は15mgなので、このアンプル(注射液を密封したガラスの入れ物)を全部入れるわけにはいきません。でも比例式を使えば大丈夫。ゆっくり計算してみましょう。

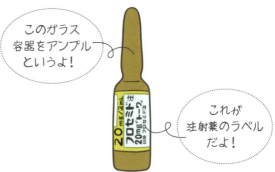

計算方法　比例式を使った計算(22ページを見てみよう！)

□ mg ： △ mL ＝ ○ mg ： ◇ mL　←単位をそろえて！

計算式
20mg ： 2mL ＝ 15mg ： XmL
20X ＝ 30
X ＝ 1.5

答え　1.5mL

答えは1.5mLです。このように計算して、看護師さんは患者さんに注射をしに行くんだよ！

練習問題　以下の計算問題を解いてみましょう。

① 「ラシックス注 10mg を静脈内注射」と指示を受けた。注射薬のラベルに「20mg／2mL」と表示されていた。注射量を求めよ。ただし、小数点以下第2位を四捨五入すること。

計算式

_____　答え _____

② 「ガスター注 20mg を静脈内注射」と指示を受けた。注射薬のラベルに「20mg／2mL」と表示されていた。注射量を求めよ。ただし、小数点以下第2位を四捨五入すること。

計算式

_____　答え _____

③ 「アドレナリン注 25mg を静脈内注射」と指示を受けた。注射薬のラベルに「20mg／2mL」と表示されていた。注射量を求めよ。ただし、小数点以下第2位を四捨五入すること。

計算式

_____　答え _____

④ 「ビタメジン注 30mg を静脈内注射」と指示を受けた。注射薬のラベルに「20mg／2mL」と表示されていた。注射量を求めよ。ただし、小数点以下第2位を四捨五入すること。

計算式

_____　答え _____

⑤ 「フロセミド注 35mg を静脈内注射」と指示を受けた。注射薬のラベルに「20mg／2mL」と表示されていた。注射量を求めよ。ただし、小数点以下第2位を四捨五入すること。

計算式

_____　答え _____

☞ 解答は32ページへ！

② 数学編 点滴
看護に必要な点滴の計算 Ⅰ

＊この後に続くページの注射や点滴の量に関しては、現場で使用されていない量もありますが、計算の練習だと思ってがんばってチャレンジしてください！

では、実際に点滴の勉強をしてみましょう。

例題　次の計算をしましょう。
「点滴静脈内注射 500mL を 3 時間」と指示があった。輸液ポンプの単位時間当たりの設定量は何 mL か [mL／時]。小数点以下第 1 位は四捨五入せよ。

★ mL／時は 1 時間当たりの量を示す単位だよ！

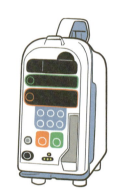
輸液ポンプ

解説　輸液ポンプ（一定の速度で点滴を持続投与するための機器）の設定は、1 時間の値を入力するので、1 時間当たりの輸液量を計算しましょう。

計算式

$$\frac{総輸液量}{注入時間} = 1時間の輸液量（設定量）$$

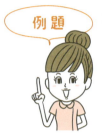

シリンジポンプ（注射器に充てんされた薬剤を送液する装置）も1時間当たりの値を求められるので、輸液ポンプと同様に計算すればOK♪

なので、
「500mL を 3 時間と指示があった。」では、
1 時間の輸液量が答えとなるので、

500mL ÷ 3 時間 ＝ 166.6

小数点以下第 1 位は四捨五入せよ

≒ 167

答え　167mL／時

練習問題 以下の計算問題を解いてみましょう。

① 「点滴静脈内注射 500mL を 4 時間」と指示があった。輸液ポンプの単位時間当たりの設定量は何 mL か［mL／時］。小数点以下第 1 位は四捨五入せよ。

計算式

_____ 答え _____

② 「点滴静脈内注射 500mL を 5 時間」と指示があった。輸液ポンプの単位時間当たりの設定量は何 mL か［mL／時］。小数点以下第 1 位は四捨五入せよ。

計算式

_____ 答え _____

③ 「点滴静脈内注射 1500mL を 3 時間」と指示があった。輸液ポンプの単位時間当たりの設定量は何 mL か［mL／時］。小数点以下第 1 位は四捨五入せよ。

計算式

_____ 答え _____

④ 「点滴静脈内注射 1000mL を 4 時間」と指示があった。輸液ポンプの単位時間当たりの設定量は何 mL か［mL／時］。小数点以下第 1 位は四捨五入せよ。

計算式

_____ 答え _____

⑤ 「点滴静脈内注射 1000mL を 5 時間」と指示があった。輸液ポンプの単位時間当たりの設定量は何 mL か［mL／時］。小数点以下第 1 位は四捨五入せよ。

計算式

_____ 答え _____

☞ 解答は32ページへ！

❷ 数学編 点滴

看護に必要な点滴の計算Ⅱ

輸液ポンプを使用していると、途中で輸液がなくなるため、交換が必要となります。では、実際に準備するときの気持ちになって問題を解いてみましょう。

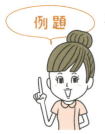

例題 次の計算をしましょう。
輸液ポンプを50mL/時に設定し、500mLの輸液を午前10時から開始した。終了予定時刻は何時か。

(看護師国家試験過去問題 第100回)

★看護師さんは、輸液(点滴)を交換する時間をあらかじめ計算して、準備にあわてないようにしていますよ!

解説

計算方法 始めに、輸液が何時間で終了するのか計算します。
① 「50mL/時に設定し、500mLの輸液」なので、

輸液量 500mL ÷ 1時間当たりの輸液量 50mL ＝ 注入時間 10時間

点滴は10時間で終了しますね。
次に、点滴を開始した時間に①を足すと、点滴終了時間が出ます。
② 「午前10時から開始した」ので、

午前10時 ＋ 10時間 ＝ 20時

点滴は20時(夜の8時)に終了します。

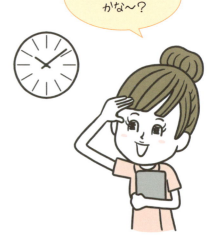

何時に終わるのかな〜?

答え　20時 (24時間時刻表示法)

練習問題 以下の計算問題を解いて、24時間時刻表示法で示してみましょう。

① 輸液ポンプを100mL/時に設定し、500mLの輸液を午前10時から開始した。終了予定時刻は何時か。

　計算式

　―――――――――――――――――――――――――――　答え　――――――――――

② 輸液ポンプを100mL/時に設定し、500mLの輸液を午前11時から開始した。終了予定時刻は何時か。

　計算式

　―――――――――――――――――――――――――――　答え　――――――――――

③ 輸液ポンプを1000mL/時に設定し、5000mLの輸液を午前12時から開始した。終了予定時刻は何時か。

　計算式

　―――――――――――――――――――――――――――　答え　――――――――――

④ 輸液ポンプを200mL/時に設定し、500mLの輸液を午前10時から開始した。終了予定時刻は何時か。

　計算式

　―――――――――――――――――――――――――――　答え　――――――――――

⑤ 輸液ポンプを100mL/時に設定し、1000mLの輸液を午後10時から開始した。終了予定時刻は何時か。

　計算式

　―――――――――――――――――――――――――――　答え　――――――――――

☞ 解答は32ページへ！

練習問題【解答】

● 20 ページ
① 10　② 20　③ 30　④ 52　⑤ 62　⑥ 74　⑦ 90　⑧ 350　⑨ 125　⑩ 396
⑪ 335　⑫ 26.6　⑬ 56.9　⑭ 256.9　⑮ 534.2　⑯ 98　⑰ 35　⑱ 8　⑲ 6.5　⑳ 24
㉑ 0.563　㉒ 1.0　㉓ 0.99　㉔ 0.635　㉕ 0.259　㉖ 0.001　㉗ 0.009　㉘ 0.96　㉙ 0.36
㉚ 0.5　㉛ 0.35　㉜ 0.28　㉝ 0.865　㉞ 0.442　㉟ 0.386　㊱ 0.92　㊲ 1.5　㊳ 0.1　㊴ 0.55
㊵ 0.785

● 21 ページ
① 50 ÷ 100 = 0.5　0.5 × 100 = 50　50%　② 5 ÷ 25 = 0.2　0.2 × 100 = 20　20%
③ 38 ÷ 50 = 0.76　0.76 × 100 = 76　76%　④ 20%→0.2　65 × 0.2 = 13　13kg
⑤ 25%→0.25　186 × 0.25 = 46.5　46.5L　⑥ 20%→0.2　100 × 0.2 = 20　20人
⑦ 20%→0.2　365 × 0.2 = 73　73人　⑧ 22%→0.22　55 × 0.22 = 12.1　12.1kg
⑨ 20%→0.2　150 × 0.2 = 30　30人　⑩ 55%→0.55　2500 × 0.55 = 1375　1375人

● 23 ページ
① 6X = 12　X = 2　答え 2　② 12X = 24　X = 2　答え 2
③ 3X = 36　X = 12　答え 12　④ 9X = 18　X = 2　答え 2
⑤ 12X = 96　X = 8　答え 8　⑥ 6X = 216　X = 36　答え 36
⑦ 20X = 1500　X = 75　答え 75　⑧ 7X = 112　X = 16　答え 16
⑨ 5X = 32　X = 6.4　答え 6.4　⑩ 6X = 36　X = 6　答え 6

● 25 ページ
① 8mg：2mL = Xmg：1mL　2X = 8　X = 4　答え 4mg
② 12mg：2mL = Xmg：1mL　2X = 12　X = 6　答え 6mg
③ 9mg：3mL = Xmg：1mL　3X = 9　X = 3　答え 3mg
④ 12mg：6mL = Xmg：1mL　6X = 12　X = 2　答え 2mg
⑤ 24mg：6mL = Xmg：1mL　6X = 24　X = 4　答え 4mg
⑥ 10%→0.1　10mL × 0.1 = 1mL ≒ 1g　答え 1g
⑦ 20%→0.2　10mL × 0.2 = 2　答え 2g　⑧ 5%→0.05　100mL × 0.05 = 5　答え 5g
⑨ 10%→0.1　100mL × 0.1 = 10　答え 10g　⑩ 20%→0.2　200mL × 0.2 = 40　答え 40g

● 27 ページ
① 20mg：2mL = 10mg：XmL　20X = 20　X = 1　答え 1mL
② 20mg：2mL = 20mg：XmL　20X = 40　X = 2　答え 2mL
③ 20mg：2mL = 25mg：XmL　20X = 50　X = 2.5　答え 2.5mL
④ 20mg：2mL = 30mg：XmL　20X = 60　X = 3　答え 3mL
⑤ 20mg：2mL = 35mg：XmL　20X = 70　X = 3.5　答え 3.5mL

● 29 ページ
① 500 ÷ 4 = 125　答え 125 mL/時　② 500 ÷ 5 = 100　答え 100 mL/時
③ 1500 ÷ 3 = 500　答え 500 mL/時　④ 1000 ÷ 4 = 250　答え 250 mL/時
⑤ 1000 ÷ 5 = 200　答え 200 mL/時

● 31 ページ
① 500 ÷ 100 = 5（時間）　午前 10 時 + 5 = 15　答え 15 時
② 500 ÷ 100 = 5（時間）　午前 11 時 + 5 = 16　答え 16 時
③ 5000 ÷ 1000 = 5（時間）　午前 12 時 + 5 = 17　答え 17 時
④ 500 ÷ 200 = 2.5（時間）　午前 10 時 + 2.5 = 12.5　答え 12 時 30 分
⑤ 1000 ÷ 100 = 10（時間）　午後 10 時 + 10 = 20　答え 午前 8 時

入学前に習得しておきたい基礎知識

看護に必要な 理科

　皆さんがこれから行う看護には、小中学校や高校で学んだ理科の知識がとっても大切になってきます。理科の知識がないと患者さんの体を理解することもできませんし、看護師として、自身の体を有効活用して患者さんの体を移動させることなども難しくなります。高校までに習った理科の知識を復習してから、看護の知識を身に着けていきましょう。

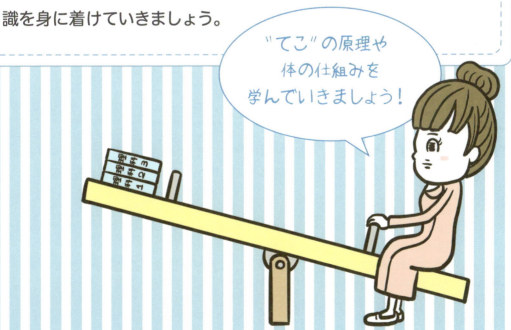

"てこ"の原理や体の仕組みを学んでいきましょう！

3 理科編 力の作用

看護に必要な"てこ"の原理

まず初めに"てこ"の原理です。患者さんの傷を消毒するために使用する鑷子（せっし）や、動けない患者さんを乗せるための車椅子などは、"てこ"の原理の知識が必要になってきます。

"てこ"の原理とは

- 小さな力で大きなモノを動かすことができる働き。
- 力を加える点である力点、さらにその力が加わる作用点、両者を挟んだ支点で構成されます。

> 看護の現場には"てこ"の原理がたくさん！

看護の現場で出てくる"てこ"の原理

1　患者さんの体を消毒する鑷子（せっし）

患者さんの体を消毒するときに使用します。
中央に力点、ガーゼを挟む部分が作用点、鑷子の結合部が支点です。

2　患者さんの傷口を止めるテープやガーゼを切るためのはさみ

テープやガーゼを切るためのはさみにも"てこ"の原理が応用されています。
指を入れる部分が力点、モノを切る刃の先端が作用点、刃の根本が支点です。

3　段差を乗り越える際の車椅子

患者さんを乗せた車椅子を押すときに、段差を乗り越える場面が出てきます。
足でステップを踏む部分（ティッピングレバー）が力点、後輪タイヤが支点、持ち上がる車椅子の前輪が作用点です。

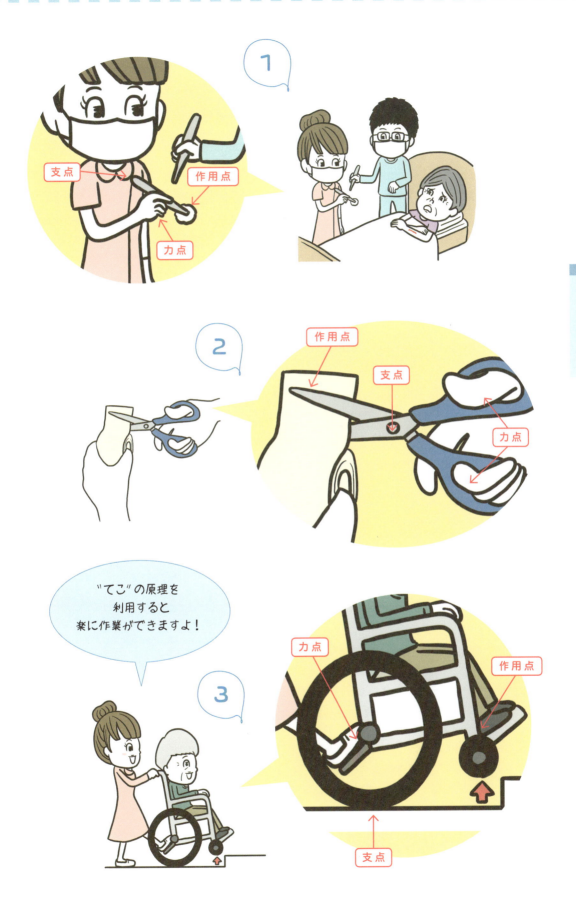

③ 理科編 体の仕組みと名称
看護に必要な消化管の知識

☞ **右のイラストを参照して、カッコ内に名称を入れましょう**

1 食べ物を食べてから便になるまでの流れ
（❶　　　）→（❷　　　）→（❸　　　）→（❹　　　）→（❺　　　）→
（❻　　　）→（❼　　　）→（❽　　　）→（❾　　　）→（❿　　　）
→（⓫　　　）→（⓬　　　）→（⓭　　　）→（⓮　　　）

2 食べ物は口腔から入って肛門まで運ばれる。この管状の通り道を
（消化管）という。

3 食べ物を栄養として体の中に吸収するために、消化器の中で食べ物を
吸収できるように最小単位にするさまざまな体の機能を（消化）という。

4 食べ物の栄養素を消化管壁の細胞膜を通して血管・リンパ管に取り入れる、
主に小腸で行われる現象を（吸収）という。

5 水分は（小腸）と（大腸）で吸収される。

6 栄養分は主に（小腸）から血液中に取り入れられる。

7 胃で働く消化酵素を（ペプシン）という。

8 吸収された栄養分は一時的に（肝臓）に蓄えられる。

9 消化には、口で噛み砕いたりする咀嚼と胃・小腸の運動による（機械的消化）
と胃液などの消化酵素による（化学的消化）がある。

10 機械的消化には、口で噛み砕いたりする（咀嚼）と消化管壁の筋肉が次々に
くびれて、消化管の中身を先に送る（蠕動運動）と
消化管壁が同時に収縮を繰り返す運動の（分節運動）がある。

Expert NURSE プチナース 照林社

"授業""実習""国試"に役立つ！
看護学生のための おすすめ本 2024 Vol.2

※定価には10%の消費税が含まれております。

プチナースの国家試験対策はすごい！

プチナースなら必修、一般、状況設定問題も**最新傾向を踏まえて対策できる！**

12〜2月号の豪華ふろくで、関係法規、統計、頻出用語も**ポイントを絞って覚えられる！**

CHECK! **プチナースWebでも国試対策ができる！**

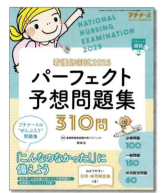

プチナース2024年11月臨時増刊号
看護師国試2025パーフェクト予想問題集
定価：1,500円（税込）

国試対策はプチナースにまるっとおまかせ！

看護学生スタディガイド2025
編集：池西靜江、石束佳子、阿形奈津子
定価：5,940円（税込）
A5判／1,408頁
ISBN978-4-7965-2752-1

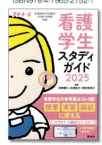

看護師国試過去問解説集2025
編集：看護師国家試験対策プロジェクト
定価：6,160円（税込）
B5判／本編1,312頁＋別冊208頁
ISBN978-4-7965-2753-8

看護師国試2025 ここだけ覚える！
編集：看護師国家試験対策プロジェクト
定価：1,870円（税込）
A5判／256頁
ISBN978-4-7965-2754-5

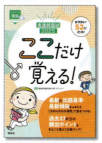

看護師国試2025 必修問題 完全予想550問
編集：看護師国家試験対策プロジェクト
定価：2,310円（税込）
B5判／本体272頁＋別冊52頁
ISBN978-4-7965-2755-2

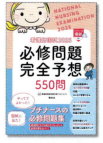

＼実習に強い看護学生になれる本!!／

病期・発達段階の視点でみる 疾患別 看護過程
編著：任和子
定価：5,280円（税込）
AB判／648頁
ISBN978-4-7965-2522-0

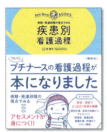

アセスメント・看護計画がわかる 症状別 看護過程 第2版
編著：小田正枝
定価：3,410円（税込）
AB判／400頁
ISBN978-4-7965-2543-5

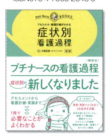

病期・発達段階の視点でみる 小児 看護過程
編著：市江和子
定価：2,200円（税込）
AB判／200頁
ISBN978-4-7965-2547-3

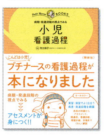

経過・ウェルネスの視点でみる 母性 看護過程
編著：古川亮子
定価：2,310円（税込）
AB判／208頁
ISBN978-4-7965-2576-3

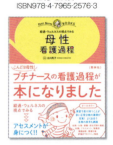

個別性をふまえたアセスメントができる 老年 看護過程
編著：任和子
定価：2,640円（税込）
AB判／224頁
ISBN978-4-7965-2595-4

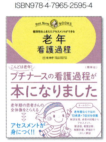

実習記録の書き方がわかる 看護過程展開ガイド 第2版
編著：任和子
定価：2,970円（税込）
AB判／314頁
ISBN978-4-7965-2549-7

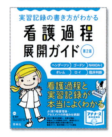

領域別 看護過程展開ガイド 第2版
地域・在宅／成人／老年／小児／母性／精神
編著：任和子
定価：2,530円（税込）
AB判／232頁
ISBN978-4-7965-2550-3

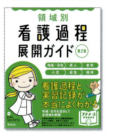

実習でよく挙げる 看護診断・計画ガイド 第2版
編著：小田正枝
定価：2,530円（税込）
B5判／200頁
ISBN978-4-7965-2630-2

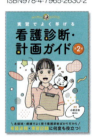

＼コンパクトサイズで実習に持っていける！／

シリーズ累計35万部突破！

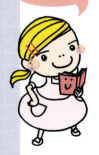

看護学生クイックノート 第3版
監修：石塚睦子
編集：プチナース編集部
定価：1,100円（税込）
文庫判／144頁
ISBN978-4-7965-2577-0

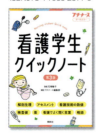

看護技術 クイックノート
著：石塚睦子
定価：990円（税込）
文庫判／128頁
ISBN978-4-7965-2532-9

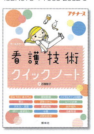

急性期実習に使える！ 周術期看護 クイックノート
著：北島泰子、中村充浩
定価：1,100円（税込）
文庫判／138頁
ISBN978-4-7965-2578-7

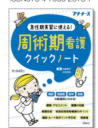

地域・在宅看護実習 クイックノート
監修：池西静江
著：冨安恵子、中村浩子
定価：1,320円（税込）
文庫判／144頁
ISBN978-4-7965-2599-2

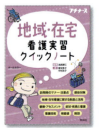

※当社ホームページで試し読みができます

消化管の流れ

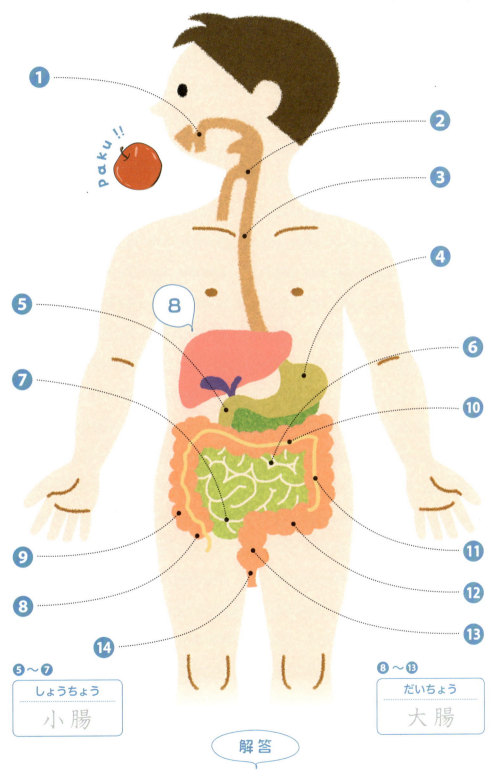

5〜7 しょうちょう
小腸

8〜13 だいちょう
大腸

解答

❶ 口腔（こうくう） ❷ 咽頭（いんとう） ❸ 食道（しょくどう） ❹ 胃（い） ❺ 十二指腸（じゅうにしちょう）
❻ 空腸（くうちょう） ❼ 回腸（かいちょう） ❽ 盲腸（もうちょう） ❾ 上行結腸（じょうこうけっちょう） ❿ 横行結腸（おうこうけっちょう）
⓫ 下行結腸（かこうけっちょう） ⓬ S状結腸（エスじょうけっちょう） ⓭ 直腸（ちょくちょう） ⓮ 肛門（こうもん）

理科編 ③
体の仕組みと名称

看護に必要な血液循環の知識

☞ **右のイラストを参照して、カッコ内に名称を入れましょう**

1. 肺では（酸素）を取り入れ、（二酸化炭素）を出す。

2. 細胞の活動で生じた不要物の中から、血管によって肺に運ばれ体の外に（二酸化炭素）が出される。

3. 心臓は全身に（血液）を送り出す。

4. 体の各器官では（酸素）や（栄養素）と（二酸化炭素）が入れ替わる。

5. 心臓の動きを（拍動）といって、手首などで感じられる動きを（脈拍）という。

6. 酸素をより多く含んだ血液を（動脈血）という。

7. 二酸化炭素をより多く含んだ血液を（静脈血）という。

8. 心臓から遠ざかる血液が流れる血管を（動脈）という。

9. 心臓へ近づく血液が流れる血管を（静脈）という。

10. 血液と組織の酸素・二酸化炭素の交換や栄養素・老廃物の交換を（毛細血管）で行っている。

11. 心臓から肺を通り、心臓に戻る道筋を（肺循環）という。

12. 心臓から出て全身に血液がめぐり、心臓に戻ってくる道筋を（体循環）という。

血液循環の流れ

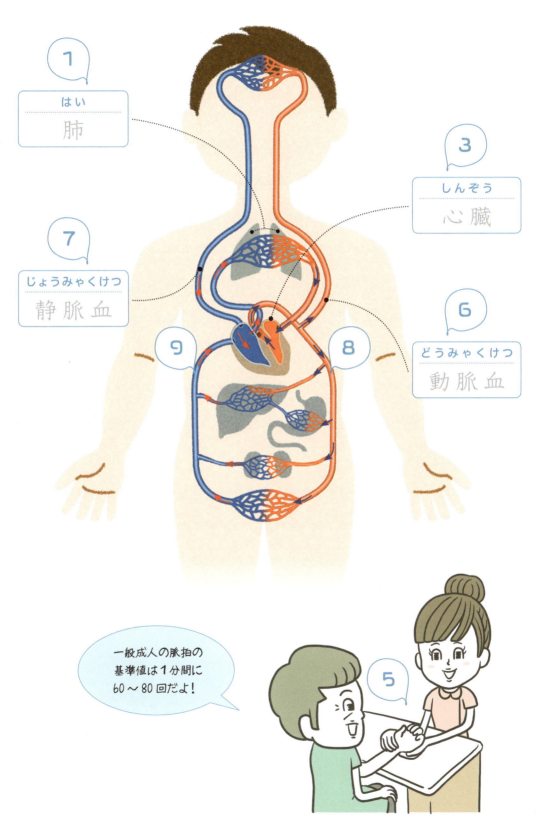

1 はい　肺
3 しんぞう　心臓
7 じょうみゃくけつ　静脈血
6 どうみゃくけつ　動脈血

一般成人の脈拍の基準値は1分間に60〜80回だよ！

理科編

看護に必要な心臓の知識

3 理科編 体の仕組みと名称

☞ **右のイラストを参照して、カッコ内に名称を入れましょう**

1. 心臓の（右側）の上方を占める部屋で、全身から（静脈血）を受けて（右心室）に送る。

2. 全身に血液を送り出す（左心室）は強い圧力がかかるので、壁が厚くなっている。

3. 心臓の左側下部を占める部屋で、大動脈に動脈血を送り出すのが（左心室）である。

4. 心臓の左側上部を占める部屋は（左心房）[A]で、肺から送られた新鮮な血液は、この部屋から（僧帽）[B]弁を通って左心室に送られる。

5. 心臓の右側下方を占める部屋は（右心室）で、右心房から静脈血を受けて、肺動脈に送り出す。

6. 血液の流れ
   上大静脈と（❶　　　）→（❷　　　）→（❸　　　）→
   （❹　　　）→（❺　　　）→（❻　　　）・（❼　　　）→
   （❽　　　）・（❾　　　）→（❿　　　）→（⓫　　　）→
   （⓬　　　）→（⓭　　　）→（⓮　　　）→（⓯　　　）→
   下行大動脈→全身へ　※上大静脈、下大静脈に戻る！

P39を見てみてね

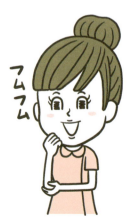

心臓の部位は覚えるのが……

40

心臓から送り出される血液の流れ

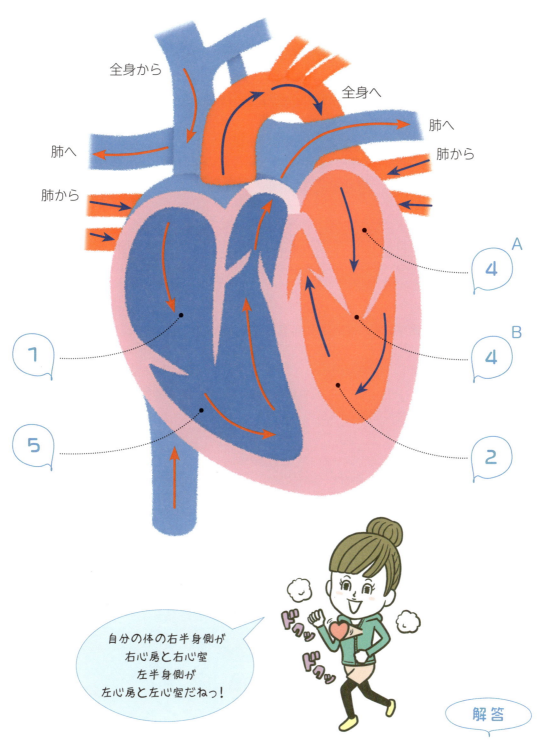

自分の体の右半身側が
右心房と右心室
左半身側が
左心房と左心室だねっ！

解答

❶下大静脈（かだいじょうみゃく） ❷右心房（うしんぼう） ❸三尖弁（さんせんべん） ❹右心室（うしんしつ）
❺肺動脈（はいどうみゃく） ❻肺動脈弁（はいどうみゃくべん） ❼右肺動脈（うはいどうみゃく）
❽左肺静脈（さはいじょうみゃく） ❾右肺静脈（うはいじょうみゃく） ❿左心房（さしんぼう） ⓫僧帽弁（そうぼうべん）
⓬左心室（さしんしつ） ⓭大動脈弁（だいどうみゃくべん） ⓮上行大動脈（じょうこうだいどうみゃく） ⓯大動脈弓（だいどうみゃくきゅう）

③ 理科編 体の仕組みと名称
看護に必要な脳の知識

☞ **右のイラストを参照して、カッコ内に名称を入れましょう**

1. （大脳）とは、全身からの情報を得て、考えたり、物事の善悪や真偽などを判断したり、全身に「動け！」などの運動の指令を出したり、物を覚える記憶や、「嫌だな〜」「好きだな〜」などの感情の変化を起こしたりする場所。

2. （間脳）とは、視床と視床下部のふたつが合わさった場所。主ににおい等の嗅覚以外のすべての感覚情報を集める中継地点で、情報を処理して大脳に信号を送る。また、赤ちゃんを育てるホルモンなどを分泌する。

3. 脳幹は、（❶中脳）、（❷橋）、（❸延髄）からなり、血液の循環や、呼吸などの生命を維持するために重要で中心となる大切な部分。

4. （小脳）は、眼の運動や歩くときに平衡感覚や姿勢を保ったり、運動したりするときに重要な役割を果たす。

5. （脊髄）は、脳幹の延髄から始まって、脳で送られた信号を全身にいきわたらせる部分。この場所が障害されると、手を動かしたり、足を動かしたりすることが難しくなる。

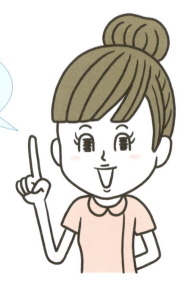

脳の血管を全部伸ばすと、地球4周分の長さになるんです！

脳の構造を見てみよう

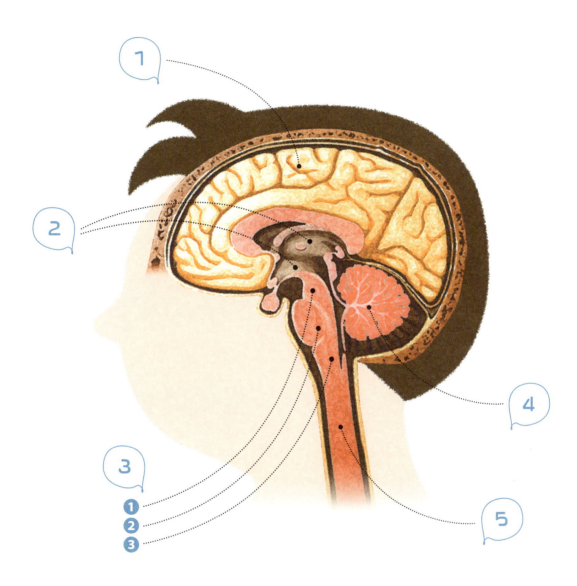

> 豆チシキ
>
> 高齢になって、脳梗塞などの病気になると、この脳の働きができなくなって、体が不自由になるんだね〜。
> そうなると看護師の役割は、とても重要になってくるんだよ！

③ 理科編 体の仕組みと名称

看護に必要な筋肉の知識

☞ **右のイラストを参照して、カッコ内に名称を入れましょう**

1 筋肉は大きく3つに分類され（骨格筋）（心筋）（平滑筋）に分かれる。

2 骨格筋は、骨格についていて体を動かす筋肉で、自分の意思で動かすことができる（随意筋）で、筋肉の種類は（横紋筋）。

3 心筋は、心臓を動かすための筋肉で、自分の意思で動かすことができない（不随意筋）で、筋肉の種類は横紋筋。

4 胃や腸などの内臓や血管にある筋肉は（不随意筋）で、筋肉の種類は（平滑筋）。

5 腕を曲げるときには、腕の（内側）の（❶上腕二頭筋）は収縮して縮み、腕の（外側）の（❷上腕三頭筋）は弛緩して緩んでいる。

6 腕を伸ばすときは、収縮して縮んでいた（内側）の腕の（上腕二頭筋）の筋肉は弛緩して緩んで、弛緩して緩んでいた（外側）の腕の（上腕三頭筋）の筋肉は収縮して縮む。

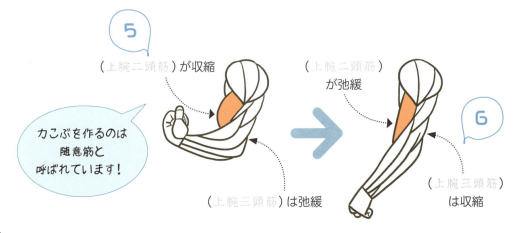

5
（上腕二頭筋）が収縮
（上腕三頭筋）は弛緩

力こぶを作るのは随意筋と呼ばれています！

6
（上腕二頭筋）が弛緩
（上腕三頭筋）は収縮

全身の筋肉を見てみよう

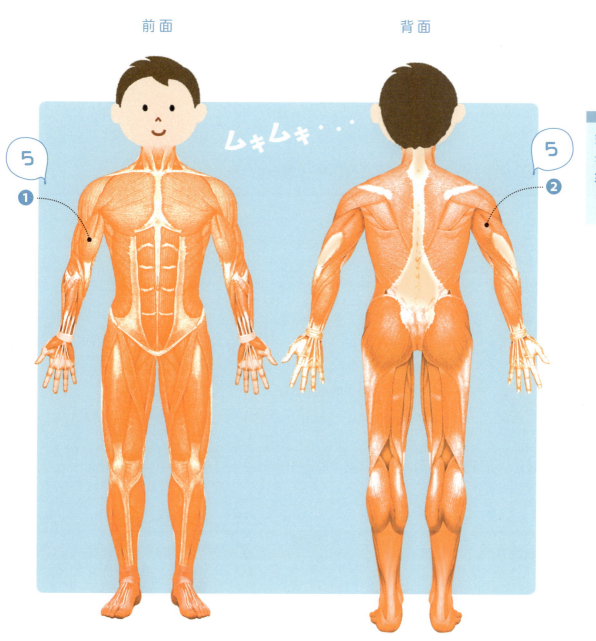

③ 理科編 — 体の仕組みと名称

看護に必要な骨の知識

☞ **右のイラストを参照して、カッコ内に名称を入れましょう**

1. （頭蓋骨）は、頭を囲って脳を守っている。

2. （肋骨）は、内臓を囲んで肺や心臓などを守っている。

3. （脊柱）は、体をまっすぐに支えるために必要な大切な骨。

4. （骨盤）は、内臓を支えるための骨。

5. （大腿骨）は、体の中で最も太い骨。

6. （肩甲骨）は、背中にある逆三角形の骨。

7. （上腕骨）は、肩から肘までの骨。

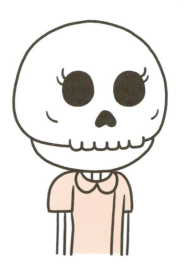

ホネがないと生きていけません……

全身の骨格を見てみよう

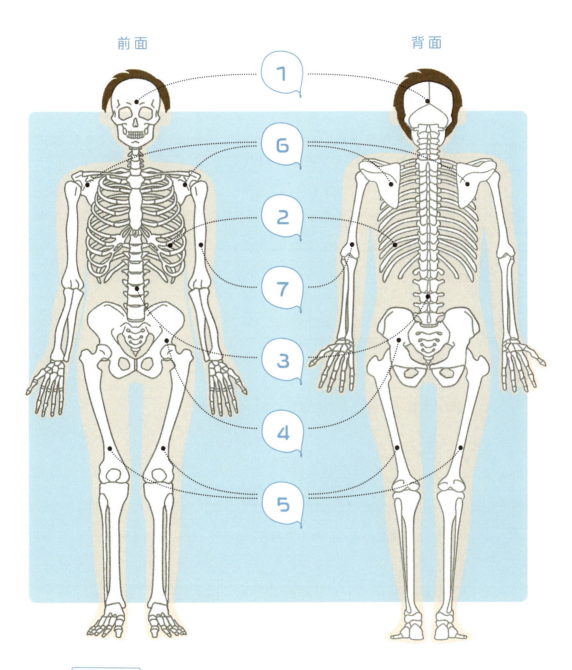

> 豆チシキ

紫外線のエネルギーによって、皮下でビタミンDが作られます。
ビタミンDは骨の成長に重要な役割を果たします。
ですからよく食べて、太陽の紫外線を浴びないと、骨がもろくなってしまいます。

③ 理科編 体の仕組みと名称
看護に必要な腎臓と泌尿器の知識

☞ **右のイラストを参照して、カッコ内に名称を入れましょう**

1 人間の体の化学変化やエネルギー変換という代謝の結果できてくる産物のうち、生体にとってもはや不要になったものを（老廃物）という。

2 （腎臓）は、体の背中側にあって、老廃物を血液の中から取り除き尿を作る。

3 腎臓には（❶ 腎動脈）・（❷ 腎静脈）・（❸ 尿管）が接続している。

4 腎臓は右腎と左腎の（2）つある。

5 右腎と左腎では、（左腎）のほうが高い位置にある。

6 細胞でできたアンモニアは、血液によって（肝臓）に運ばれ、毒性の低い（尿素）に変えられる。

7 （膀胱）は、尿を一時的にためておき、体の外に出している場所。

8 アミノ酸や核酸のような窒素を含む物質が分解されると、老廃物として、（アンモニア NH_3）というきわめて毒性の高い物質が生じる。
アンモニアは（肝臓）でより毒性の低い（尿素）に変えられ、
これが血流によって（腎臓）まで運ばれて（ろ過）・（濃縮）され、
尿として膀胱に貯留し、尿道から排出される。

腎臓・泌尿器の位置を見てみよう

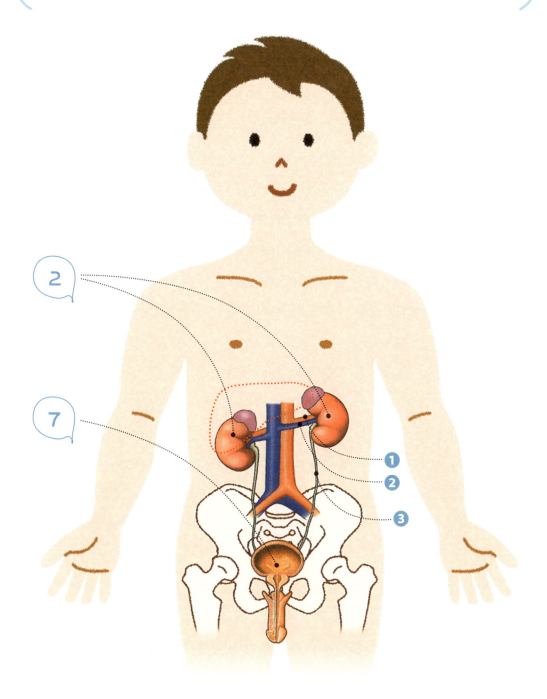

> 豆チシキ
>
> 体の右側に肝臓がある(赤い点線部)ため、右腎は左腎よりも2～3cm低い場所にあります。⑤も同じ意味を表しています。

③ 理科編 英語で理解！
体全体を英語で知ろう！

　これからの看護の現場では、さまざまな国からやってきた患者さんを看るケースが増えていきます。看護師として成長するにあたり、英語で体の部位を説明できることは非常に重要です。

　ここでは基本的な体の部位を、英語で書けるように練習していきましょう。

① 頭（Head）
② 脳（Brain）
③ 眼（Eye）
④ 耳（Ear）
⑤ 鼻（Nose）
⑥ 口（Mouth）
⑦ 肩（Shoulder）
⑧ 気管（Trachea）
⑨ 肺（Lung）
⑩ 心臓（Heart）
⑪ 肝臓（Liver）
⑫ 胆嚢（Gallbladder）
⑬ 胃（Stomach）
⑭ 膵臓（Pancreas）
⑮ 腎臓（Kidney）
⑯ 大腸（Large intestine）
⑰ 小腸（Small intestine）
⑱ 膀胱（Urinary bladder）
⑲ 膝（Knee）
⑳ つま先（Toe）

イラスト上で示した部位の英語を確認しよう！

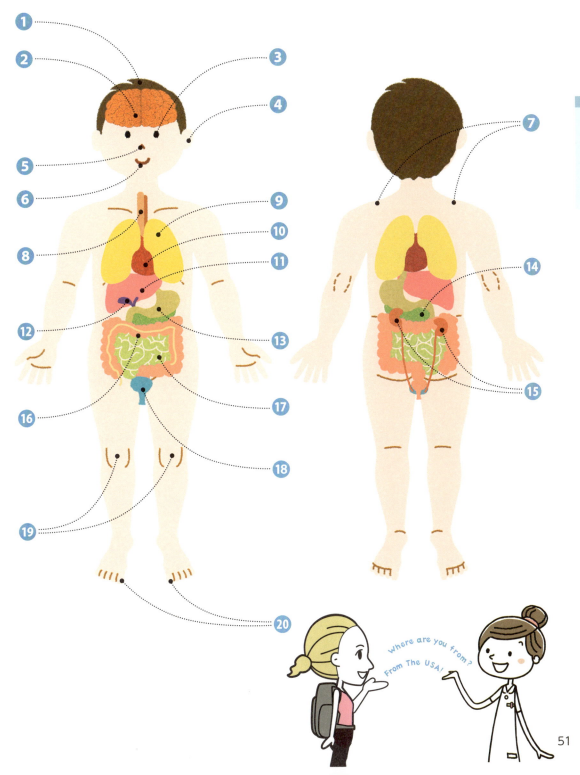

おまけ 美術編 看護に必要な色彩のセンス

看護師として働くうえで、さまざまな知識の他に美術のセンスも重要です。
病気で入院している患者さんが元気になるためには、色彩を用いて病室を彩ることも
患者さんの力になります。

> 下のイラストを自由に塗り、患者さんが元気になるように病室を彩ってみてください。

あなたなら、どんな色のお花を飾りますか？
あなたなら、どんな壁紙にしますか？
あなたなら、どんな絵画を壁にかざりますか？

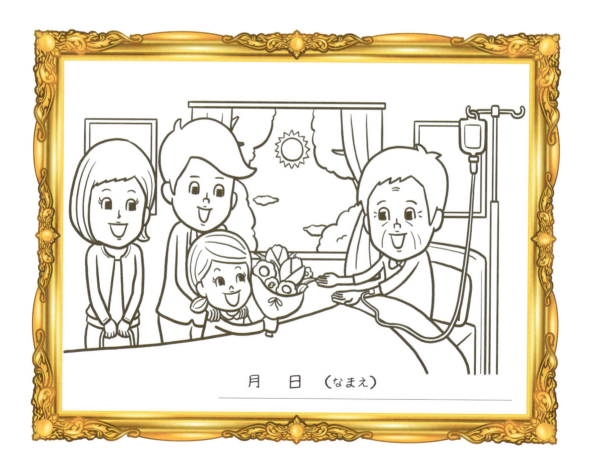

入学前に習得しておきたい基礎知識

看護に必要な
地歴・公民

看護の現場で患者さんとコミュニケーションをとるときに、「生まれた地」「地元の名産」などの、土地に根ざした会話はよく使われます。そんなお話をするときに県名や位置関係、その土地ならではの話題を知っていると、患者さんとの会話もはずみます。本章では地歴・公民という教科を通して、基本的な知識や、看護に役立つ法律や制度を学びましょう。

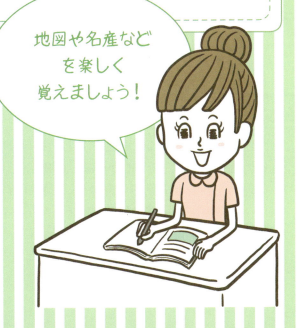

地図や名産などを楽しく覚えましょう！

地歴・公民編 ④ 法律や制度

看護に必要な法律・制度の知識 Ⅰ

高校までに学習した社会の知識は、看護の学習をするうえでとっても重要です。
次の法律・制度を確認し、カッコの中の用語をなぞっていきましょう。その後に反復して、キーワードを覚えられればバッチリです。
看護学校入学前に知っておくことで、看護の勉強に臨む心構えができてきますよ。

育児・介護休業法

★《　》二重カッコは前の語を説明しているよ！

（育児・介護休業法）（1995年）は原則として子供が満一歳（特別な場合は満一歳半）になるまでの育児休業と、通算93日間を限度とする介護休暇を男女いずれにも認めている。同法には休業中の所得補償の規定はなく、雇用保険から休業前賃金の一定割合が給付されている。

生存権

（生存権）（日本国憲法第25条）の理念に基づいて社会保障制度を本格的に整備。1961年には、すべての国民が何らかの公的医療保険と公的年金保険に加入する制度、（国民皆保険）、（国民皆年金）がスタートした。

日本の社会保障は（公的扶助）、（社会保険）、（社会福祉）、（公衆衛生）の4つの柱が中心。公的扶助生活困窮者に対し、全額公費で（生活扶助）や（医療扶助）を行う、（生活保護法）を中心に運営される。

社会保険料を支払った国民《被保険者》を対象とし、財源は公費と保険料《事業主と被保険者》により負担される。以下の①～⑦の制度を確認しよう。
① 医療保険 → 被保険者やその家族の病気などに際し、（医療費）が給付される。
② 年金保険 → 一定の年齢に達した被保険者に対し、（年金）が給付される。
③ 雇用保険 → 被保険者が失業した場合に、（現金）の給付が行われる。
④ 労災保険 → 業務中の負傷などに際し、（災害補償）を行う。その他の社会保障と異なり保険料は事業主の全額負担《被保険者の保険料負担はない》。
⑤ （介護保険）では、2000年の介護保険法施行にともない、高齢者に公的介護サービスを提供する。40歳以上の国民から保険料を徴収し、市町村・特別区《東京23区》が運営する。

⑥ 社会福祉では児童・高齢者・障害者など社会的弱者に対する生活支援を行う。福祉六法は（生活保護法）、（児童福祉法）、（身体障害者福祉法）、（知的障害者福祉法）、（老人福祉法）、（母子及び父子並びに寡婦福祉法）により運営される。

⑦（公衆衛生）では、国民の健康の維持・増進のために、保険事業や環境整備を行う。

医療保険と年金保険

医療保険は、職種ごとに加入する制度が異なる。年金保険は、（20歳）以上のすべての国民《20歳以上の学生を含む》が職種の違いにかかわらず国民年金《基礎年金》に加入するが、民間被用者《民間企業に雇われているもの》や公務員などは、国民年金《基礎年金》に加えて、厚生年金あるいは共済年金にも加入する。

公的扶助（社会保険）

公的扶助は、生活困窮者の生活を保障するために、全額（公費）負担で行われる。生活保護法が中心法規。

■ 社会保険の費用負担
1 医療保険 →（保険料）と（公費）と自己負担《医療を受けたときに支払う》
2 年金保険 →（保険料）と（公費）
3 雇用保険 →（保険料）と（公費）
4 労災保険 →（保険料）と（公費）。保険料は事業主が全額負担する（※労働者の保険料負担はない）。例えば皆さんが看護師として働いたとき、何らかの事情で病気になった場合は、全額事業主が払うということになる。
5 介護保険 →（保険料）と（公費）と自己負担《原則1割、一定以上の収入がある者は2割》。

少子・高齢化社会の現状

1970年 … 7％を超え（高齢化）社会となった。
1994年 … 14％を超え（高齢）社会になった。
2005年 … 20％を超え（老年人口）が先進国の中で最高水準になった。
2014年 … 25％を超え、約（4）人に1人が65歳以上になった。
2025年 … 30.3％と推計され（団塊の世代）が75歳以上となる。

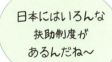
日本にはいろんな扶助制度があるんだね〜

看護に必要な法律・制度の知識 II

4 地歴・公民編 法律や制度

高齢社会における理念と対策

●ノーマライゼーション
（高齢者）や（障害）のある人が障害に関係なく地域社会の他の市民と同じ生活をする権利があり、そのようなことが可能な社会こそがノーマルな社会であるという考え方。2006年、（バリアフリー）新法（※高齢者、障害者などの移動などの円滑化の促進に関する法律）が施行され、公共交通機関や建築物のバリアフリー化の推進や、地域における重点的・一時的なバリアフリー化の推進（市町村が基本構想を作って、駅を中心とした地域や、高齢者や障害者などが利用する施設が集中する地域において重点的にバリアフリー化事業を実施すること。また、（心）のバリアフリーの推進（※国民にバリアフリーに関する理解や協力を求める活動）や、そのためにも障害がある人でもさまざまなことが実施できるような（ユニバーサルデザイン）の開発も進んでいる。

●ケアサービスの充実
特別養護老人ホームなどの施設ケアの拡充やホームヘルパー派遣、（デイサービス）や（ショートステイ）などの在宅ケアの拡充が図られている。

●少子化の進展
（合計特殊出生率）とは、1人の女性が生涯に産む子供の数の平均値。

●医療制度改革
2008年、75歳以上の全国民を対象とする（後期高齢者医療制度）が開始。

●医療費の自己負担の引き上げ
2002年、健康保険制度が改正され、被保険者本人の自己負担が2割から（3割）へと引き上げられた。

科学技術の発達と倫理的課題

●死の判定基準
（脳死）は、脳幹を含む脳全体の機能がもう元に戻れないという（不可逆的な停止状態）をいう。植物状態（《大脳の機能は停止しているが脳幹の機能は保たれている状態》）とは区別される。（脳幹）とは中脳・橋・延髄をあわせていい、生命維持にとって重要な部分。（大脳）とは運動機能をはじめさまざまな機能を統合的に司っており、記憶や言語、書字、情緒的反応などにも関与する。

（大脳）が障害されると走ったり、ものを記憶したり、食事をしたり、悲しいと感じたりする体の機能が働かなくなる。

理科の42ページを見てね♪

臓器移植法

2010年に改正された臓器移植法の改正内容
① 本人の意思が不明な場合でも、(家族)の書面による同意があれば臓器摘出が可能になった（※従来は本人による生前の意思表示が絶対条件であった）。
② 臓器摘出の(年齢制限)が撤廃された（※従来は15歳未満からの臓器摘出は禁止されていた）。

クオリティ・オブ・ライフ

●生命の質

QOL《クオリティ・オブ・ライフ》は、延命治療による生命の延長だけに注目せず、残された人生をいかに有意義に過ごすかを重視する。

尊厳死と安楽死

(尊厳死)→延命のための積極的な医療をせず、人間らしい自然な死を迎えること。

(安楽死)→激しい痛みに苦しんでいる末期患者に対して医師が死に至る処置を施すこと。ベルギーやオランダなどでは安楽死法が制定されている。

患者の自己決定

(インフォームド・コンセント)→医者が病状や治療内容などを詳しく説明し、患者の同意を得たうえで治療を行うこと。

(リビング・ウィル)→不治の状態に陥った場合に延命措置を拒むことなどを、あらかじめ文書で意思表示しておくこと(生前の意思)。不治とは病気が治らないこと。

ヒト胚性幹細胞(ヒトES細胞)とヒト人工多能性幹細胞(ヒトiPS細胞)

さまざまな臓器を作り出すことができる細胞が研究されており、再生医療への適応が期待されている。2017年現在でも、不治の病の場合であっても、この再生医療が進むことで治る病気もあるかもしれない。皆さんが看護師になったとき、ベテランの看護師になったとき、看護師長さんになったとき、2022年、2032年、2042年ごろには、さらに再生医療が発達して、難病といわれる、治らなかった病気が治る日がくるかもしれない。

青年期の自己形成と人間性の自覚

●適応と欲求

一次的欲求《生理的欲求》＝飲食・休息・睡眠などの生理的基礎。

二次的欲求《社会的欲求》＝集団帰属と名誉、愛情などの社会生活の場面で起こる。

●葛藤(conflict)

相反する2つ以上の欲求の狭間で選択に迷うこと。

接近―接近……1人で映画を観たいし、友達にも会いたい。

接近―回避……チョコレートを食べたいけど、太りたくはない。

回避―回避……宿題はやりたくないし、先生に叱られたくもない。

末期患者とは…病気が治る見込みがなく、死ぬときが近い状態の患者さんのことをいいます。

4 地歴・公民編 近代日本の歴史
患者さんの生きてきた歴史と出来事

　患者さんと会話をするときに、昔の思い出話を聞くことがよくあります。「戦争のときは大変だったなぁ」とか「東京オリンピックが開催されたときは楽しかったよー」など、その出来事は皆さんが生まれる前のことが主です。

　社会で習った年表をある程度知っておくことで、患者さんが何年前の話をしているのか、また、どういったテーマの話なのかを理解できるようになります。結果として、患者さんとの会話が弾むようになります。

　このドリルを学んでいる皆さんは平成生まれの方が多いと思います。皆さんが看護する患者さんの中には、昭和生まれの方だけでなく、明治、大正生まれの方もいます。看護をする患者さんの歩んできた歴史を年表とともに学び、またその出来事を調べながら、看護に活かしていきましょう。

明治以降の主な出来事

西暦・年号		日本の出来事	世界の出来事
1868	明治元年	（明治維新）江戸を「東京」に改称	
1872	明治5年	福沢諭吉が（学問のすゝめ）を著す	
1877	明治10年	（西南戦争）起こる	
1889	明治22年	（大日本帝国憲法）発布	
1894	明治27年	（日清戦争）〜1895 下関条約	
1904	明治37年	（日露戦争）〜1905 ポーツマス条約	
1910	明治43年	日韓併合	
1912	明治45年 大正元年	（大正天皇）即位	
1914	大正3年		（第1次世界大戦）勃発 〜1918

西暦・年号		日本の出来事	世界の出来事
1917	大正 6 年		（ロシア革命）起こる
1923	大正 12 年	（関東大震災）起こる	
1926	大正 15 年 / 昭和元年	（昭和天皇）即位	
1929	昭和 4 年		（世界恐慌）起こる
1931	昭和 6 年	（満州事変）起こる	
1932	昭和 7 年	（5・15）事件	
1936	昭和 11 年	（2・26）事件	
1937	昭和 12 年	（日中戦争）始まる ～1945	
1939	昭和 14 年		（第 2 次世界大戦）勃発 ～1945
1941	昭和 16 年	真珠湾攻撃（太平洋戦争）始まる	
1945	昭和 20 年	8月6日（広島）に原爆投下 8月8日（ソ連）参戦 8月9日（長崎）に原爆投下 8月（15）日　終戦の玉音放送 GHQによる占領政策	（国際連合）UN発足
1946	昭和 21 年	（日本国憲法）公布 9歳で歌手の美空ひばりがデビュー 敗戦後の日本に勇気と元気をあたえる	
1949	昭和 24 年	湯川秀樹（ノーベル賞）受賞	（冷戦）Cold War 始まる
1950	昭和 25 年	（朝鮮戦争）勃発	
1951	昭和 26 年	（サンフランシスコ）平和条約締結 （日米安全保障条約）調印	
1959	昭和 34 年	皇太子（今上天皇）が正田美智子さんと結婚	
1960	昭和 35 年	カラーテレビ本放送が正式に始まる 60年安保闘争 （所得）倍増計画	
1962	昭和 37 年		（キューバ危機）起こる
1964	昭和 39 年	（東海道）新幹線開通 （東京）オリンピック開催　アジア初	
1965	昭和 40 年		1955～（ベトナム戦争）始まる～1975
1969	昭和 44 年	東大安田講堂事件	アポロ11号　人類初の月面着陸

地歴・公民編

西暦・年号		日本の出来事	世界の出来事
1970	昭和 45 年	70 年安保闘争が活発化 (大学闘争) 学生によるベトナム反戦運動 日本赤軍派による よど号ハイジャック事件 (大阪万博)	
1972	昭和 47 年	沖縄がアメリカから返還 グアムで旧日本兵 (横井庄一) が発見される あさま山荘事件 連合赤軍による人質事件 田中角栄首相中国訪問 (日中) 国交正常化	
1973	昭和 48 年	(オイルショック) で物価が急上昇	第 4 次中東戦争
1976	昭和 51 年	ロッキード事件 政界が絡む贈収賄事件	
1979	昭和 54 年	第 2 次オイルショック	ソ連がアフガニスタン侵攻
1980	昭和 55 年	(モスクワオリンピック) をボイコット	イラン・イラク戦争 〜1988
1983	昭和 58 年	東京ディズニーランドが開園 ファミリーコンピュータ (ファミコン) が発売	
1985	昭和 60 年	日本電信電話公社が民営化 (NTT) となる 日本航空 123 便ボーイング 747 群馬県の御巣鷹山に墜落。 「上を向いて歩こう」の大ヒットで知られる歌手 坂本九 亡くなる	
1986	昭和 61 年	(バブル) 景気始まる	(チェルノブイリ) 原発事故
1987	昭和 62 年	国鉄分割民営化 (JR) となる	
1988	昭和 63 年	リクルート事件 政財界の大規模な贈収賄事件 青函トンネルが開通 瀬戸大橋が開通	
1989	昭和 64 年 平成元年	昭和天皇崩御、明仁親王が即位 消費税 (3%) を導入	(ベルリン) の壁崩壊 冷戦終結
1991	平成 3 年	バブル景気終わる	ソ連解体 湾岸戦争勃発
1993	平成 5 年	日本プロサッカーリーグ (Jリーグ) 開幕 皇太子 (徳仁親王) が小和田雅子さんと結婚	
1994	平成 6 年	松本サリン事件	

西暦・年号		日本の出来事	世界の出来事
1995	平成7年	1・17 阪神・淡路大震災 M7.3 死者約 6,500 名 地下鉄サリン事件 オウム真理教によるテロ	MS Windows95 発売
1997	平成9年	臓器移植法（臓器移植に関する法律） 消費税5%に	香港返還 イギリスが中国に香港を返還
1998	平成10年	（長野オリンピック）開催	
2000	平成12年	（介護保険法）開始	
2001	平成13年	ユニバーサル・スタジオ・ジャパン（USJ）が開園	9・11 アメリカ同時多発テロ事件 世界貿易センタービルに航空機衝突
2002	平成14年	FIFAワールドカップ 日韓共同開催 日朝首脳会談 日本人拉致被害者が帰国	
2003	平成15年		イラク戦争勃発
2007	平成19年	郵政民営化	
2008	平成20年		リーマンショック世界不況
2010	平成22年		アラブ諸国民主化（アラブの春）
2011	平成23年	3・11 東日本大震災 M9.0 死者約15,000人。巨大津波が発生して観測史上最大の被害となる。福島第一原発事故で（メルトダウン）発生	
2012	平成24年	（尖閣諸島）国有化 東京スカイツリーが開業	
2014	平成26年	消費税8%に	
2015	平成27年	平和安全法制	
2017	平成29年		アメリカ トランプ大統領就任 イギリス（EU）離脱決定
2020 (2021)	令和2年 (令和3年)	東京オリンピック開催！	

地歴・公民編

豆チシキ

よく西暦と年号の関係がわからなくて悩む場合があります。そこで簡単な方法を！
西暦から平成へは、西暦＋（足す）「12」と覚えます。足した下2けたが年号になるんだよ！
例えば、2017年 ＋ 12 ＝ 2029 なので平成29年です。
昭和の場合は 逆に25を引きます。
例えば、1945年 － 25 ＝ 1920 なので昭和20年となります。

4 地歴・公民編 祝日
看護に必要な国民の祝日

看護師になると患者さんとさまざまな会話をします。その際、一般常識として国民の祝日を知っていることは、患者さんとコミュニケーションをとるうえで、非常に重要です。月日をヒントに、祝日の名称を記入してください。そしてその祝日の意味も一緒に覚えていきましょう。

祝日の名称を書いてみよう！

祝日の名前	月日	意味・由来
①	1月1日	1年の始まり
② ____の日	1月の第2月曜日	成年（満20歳）になった青年男女を祝い、励ます日
③ ____の日	2月11日	昭和41(1966)年、建国をしのび、国を愛するという趣旨で制定された。もとは、紀元節で日本書紀の神武天皇即位の日に基づいて制定された祝日
④ ____日	2月23日	天皇の誕生日を祝う
⑤ ____の日	春分日（2025年は3月20日）	春分にあたり、自然をたたえ、生物をいつくしむ日。この日太陽は真東から出て真西に入り、昼夜の長さがほぼ等しい。春のお彼岸の中日にあたる
⑥ ____の日	4月29日	昭和の時代を顧み、国の将来に思いをいたす日

豆チシキ
国立天文台が毎年2月に、翌年の「春分の日」と「秋分の日」を、官報で公表するんだよ！

祝日の名前	月日	意味・由来
⑦　　　　　　日	5月3日	日本国憲法の施行を記念する日
⑧　　　　　の日	5月4日	自然に親しむとともにその恩恵に感謝し、豊かな心を育む日
⑨　　　　　の日	5月5日	子どもの人格を重んじ、子どもの幸福をはかる日。端午の節句にあたる
⑩　　　　　の日	7月の第3月曜日	海の恩恵に感謝するとともに、海洋国日本の繁栄を願う日。平成7年、国民の祝日に制定された
⑪　　　　　の日	8月11日	山に親しむ機会を得て、山の恩恵に感謝する日。平成26年、国民の祝日に制定された
⑫　　　　　の日	9月の第3月曜日	多年にわたり社会につくしてきた老人を敬愛し、長寿を祝う日。アメリカでは同種の祝日が9月の第2日曜日となっている
⑬　　　　　の日	秋分日（2025年は9月23日）	秋分にあたり、祖先をうやまい、亡くなった人々をしのぶ日
⑭　　　　　の日	10月の第2月曜日	スポーツに親しみ、健康な心身をつちかう日。東京オリンピック開催の日を記念して制定された
⑮　　　　　の日	11月3日	自由と平和を愛し、文化をすすめる日。新憲法公布の日。文化勲章の授与などの行事が行われる
⑯　　　　　の日	11月23日	国民が勤労をたっとび、生産を祝い、たがいに感謝しあう日

豆チシキ

1月1日を「元旦」って表現したり、「元日」って表現したりするよね。その違いはわかるかな？

「元旦」は、イラストのように地平線から太陽が昇ってくることを示すので、1月1日の太陽が昇ってくる朝を元旦といって、「元日」は1月1日の終日を示す言葉だよ。漢字って面白いね〜！

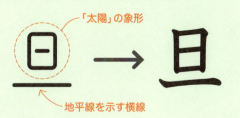

「太陽」の象形
地平線を示す横線

【解答】①元日 ②成人 ③建国記念の日 ④天皇誕生日 ⑤春分 ⑥昭和 ⑦憲法記念日 ⑧みどり ⑨こども ⑩海 ⑪山 ⑫敬老 ⑬秋分 ⑭スポーツ ⑮文化 ⑯勤労感謝

地歴・公民編 地理 ④ 看護に必要な日本地図

　皆さんは今どこに住んでいますか？　看護学校は、ほぼすべての都道府県にあります。ぜひ共に学ぶ看護学校の都道府県と都道府県庁の所在地を勉強しましょう。
　そして患者さんも全国から病院を受診しにきます。患者さんが、どこで生まれ育ったのか？　その生まれた場所の名産は何か？　患者さんの背景を理解することで、患者さんとの会話も弾みます。復習のつもりで勉強してみてくださいね。

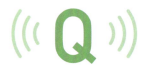

地図に振られた番号の地方名を書いてみよう！

☆ヒント☆

1. _____ 地方 ← 道名がそのまま…
2. _____ 地方 ← 農業、漁業が盛んだよ
3. _____ 地方 ← ○○平野ともいわれます
4. _____ 地方 ← 日本の中心に位置してるから…
5. _____ 地方 ← 関西地方のことだよ！
6. _____ 地方 ← とある国の名前が入ります
7. _____ 地方 ← 県の数はいくつあるかな？
8. _____ 地方 ← 新幹線は「つばめ」が走ってる

✳ 日本地図

日本の地方名を左ページに記入しましょう。
各地方の都道府県名をすべて言えるかな？

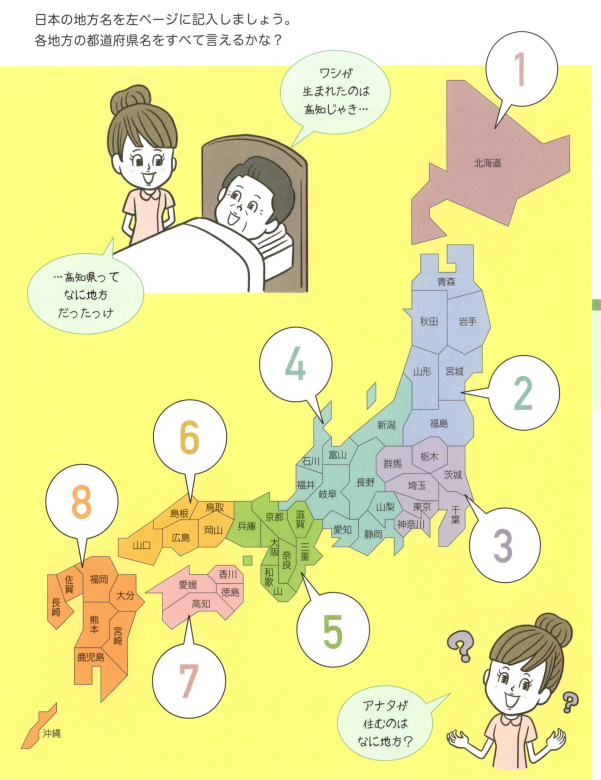

【解答】①北海道 ②東北 ③関東 ④中部 ⑤近畿 ⑥中国 ⑦四国 ⑧九州・沖縄

看護に必要な日本地図（北海道・東北地方）

地歴・公民編 ④ 地理

北海道と東北といえば、==酪農や農業、また漁業も盛んな地域です。==
この地域に在住の人も、他地域の人もいま一度、県庁所在地名やその地ならではの名産、名物を思い返してみましょうね。

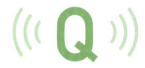

地図に振られた番号の道・県名と、道・県庁所在地を書いてみよう！

	道・県名	道・県庁所在地
1		
2		
3		
4		
5		
6		
7		

✴日本地図（北海道・東北地方）

「北海道・東北地方」の道・県名と、道・県庁所在地を左ページに記入しましょう。
すべて言えるかな？ 各地の名産・名所も参考にしてください。

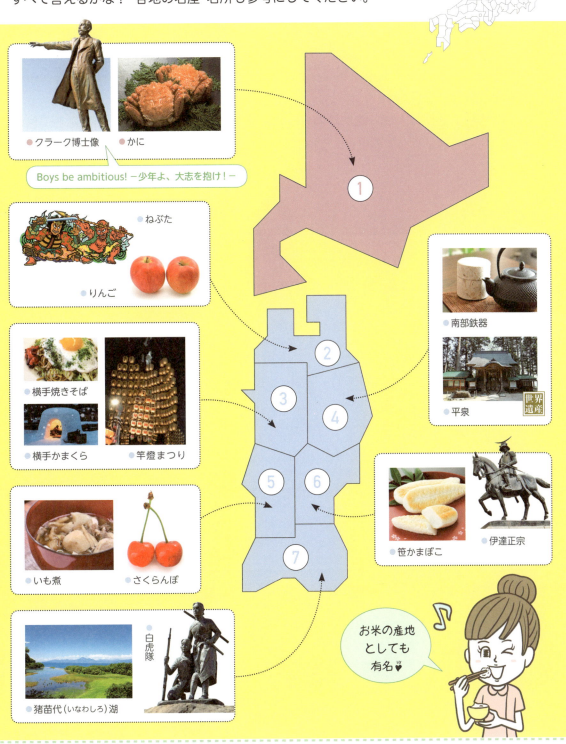

【解答】①北海道　札幌市　②青森県　青森市　③秋田県　秋田市　④岩手県　盛岡市
⑤山形県　山形市　⑥宮城県　仙台市　⑦福島県　福島市

> ### ④ 地歴・公民編
> 地理

看護に必要な日本地図（関東地方）

関東には日本の首都である東京がありますね。<mark>関東平野は人口も非常に多く、経済の中心ともいわれます。</mark>

この地域に在住の人も、他地域の人もいま一度、県庁所在地名やその地ならではの名産、名物を思い返してみましょうね。

(((Q)))

（地図に振られた番号の都・県名と、都・県庁所在地を書いてみよう！）

　　　　　　都・県名　　　　　　　　　都・県庁所在地

1 ……………………………………　　　……………………………………

2 ……………………………………　　　……………………………………

3 ……………………………………　　　……………………………………

4 ……………………………………　　　……………………………………

5 ……………………………………　　　……………………………………

6 ……………………………………　　　……………………………………

7 ……………………………………　　　……………………………………

✲ 日本地図（関東地方）

「関東地方」の都・県名と、都・県庁所在地を左ページに記入しましょう。
すべて言えるかな？　各地の名産・名所も参考にしてください。

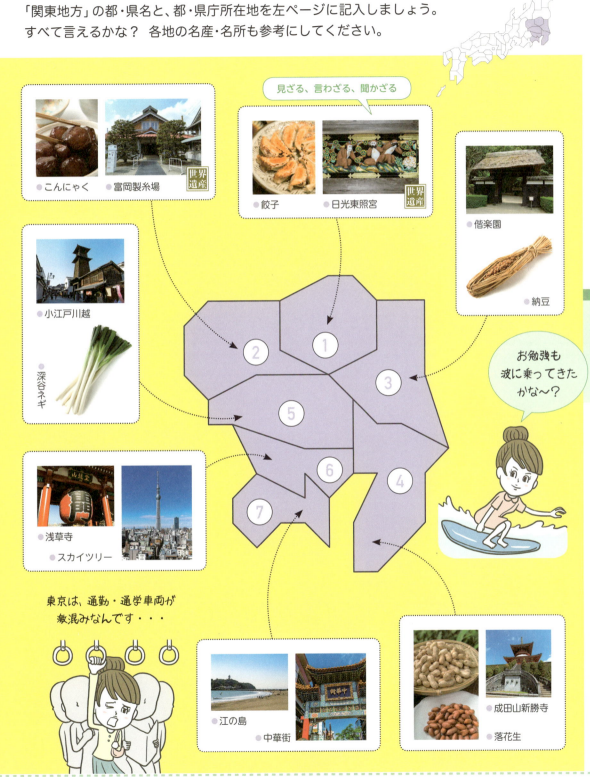

東京は、通勤・通学車両が激混みなんです・・・

【解答】①栃木県　宇都宮市　②群馬県　前橋市　③茨城県　水戸市　④千葉県　千葉市
⑤埼玉県　さいたま市　⑥東京都　東京　⑦神奈川県　横浜市

地歴・公民編 地理 ④
看護に必要な日本地図（中部地方）

　日本の国土の中心に位置する、中部地方。<mark>その中央部には日本アルプスがそびえ、関東と関西の間にあることから文化圏が多様に広がる一帯です。</mark>
　この地域に在住の人も、他地域の人もいま一度、県庁所在地名やその地ならではの名産、名物を思い返してみましょうね。

(((Q)))

地図に振られた番号の県名と、県庁所在地を書いてみよう！

	県名	県庁所在地
1		
2		
3		
4		
5		
6		
7		
8		
9		

✳ 日本地図（中部地方）

「中部地方」の県名と、県庁所在地を左ページに記入しましょう。
すべて言えるかな？　各地の名産・名所も参考にしてください。

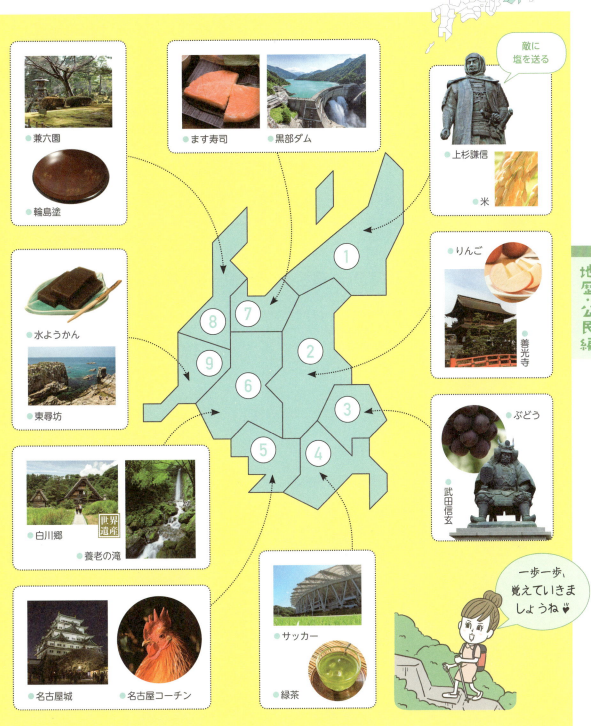

【解答】①新潟県　新潟市　②長野県　長野市　③山梨県　甲府市　④静岡県　静岡市
⑤愛知県　名古屋市　⑥岐阜県　岐阜市　⑦富山県　富山市　⑧石川県　金沢市　⑨福井県　福井市

地歴・公民編 ④ 地理

看護に必要な日本地図（近畿地方）

本州の中西部に位置する近畿地方。山間部から海、都市部まで、多様な土地が広がり、商人の街と呼ばれる大阪を有する一帯です。

この地域に在住の人も、他地域の人もいま一度、県庁所在地名やその地ならではの名産、名物を思い返してみましょうね。

Q

地図に振られた番号の府・県名と、府・県庁所在地を書いてみよう！

府・県名　　　　　　　　　府・県庁所在地

1
2
3
4
5
6
7

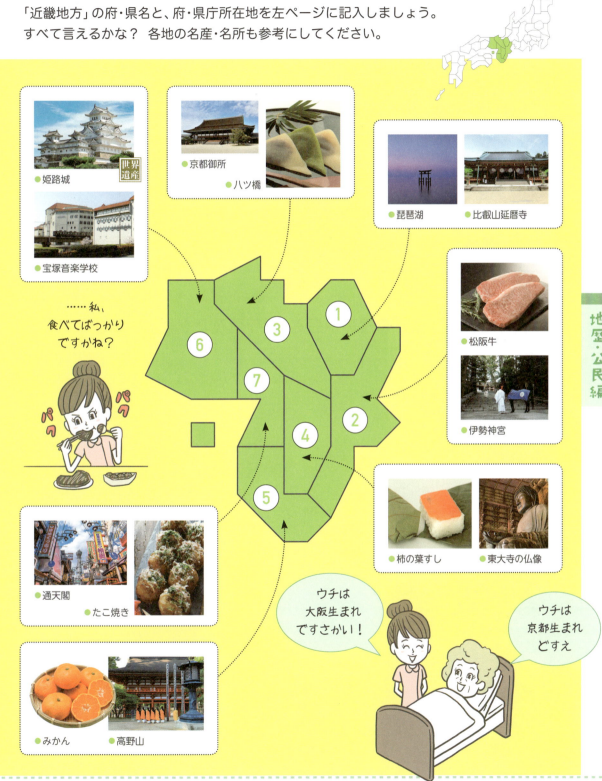

地歴・公民編 地理 ④ 看護に必要な日本地図（中国・四国地方）

　中国・四国地方の瀬戸内海を挟んで南北に位置する各県は、それぞれの個性を持ちながらも、どちらも山海の幸に恵まれる地域です。
　この地域に在住の人も、他地域の人もいま一度、県庁所在地名やその地ならではの名産、名物を思い返してみましょうね。

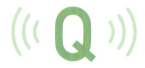

地図に振られた番号の県名と、県庁所在地を書いてみよう！

県名　　　　　　　　　　　県庁所在地

1
2
3
4
5
6
7
8
9

＊日本地図（中国・四国地方）

「中国・四国地方」の県名と、県庁所在地を左ページに記入しましょう。
すべて言えるかな？　各地の名産・名所も参考にしてください。

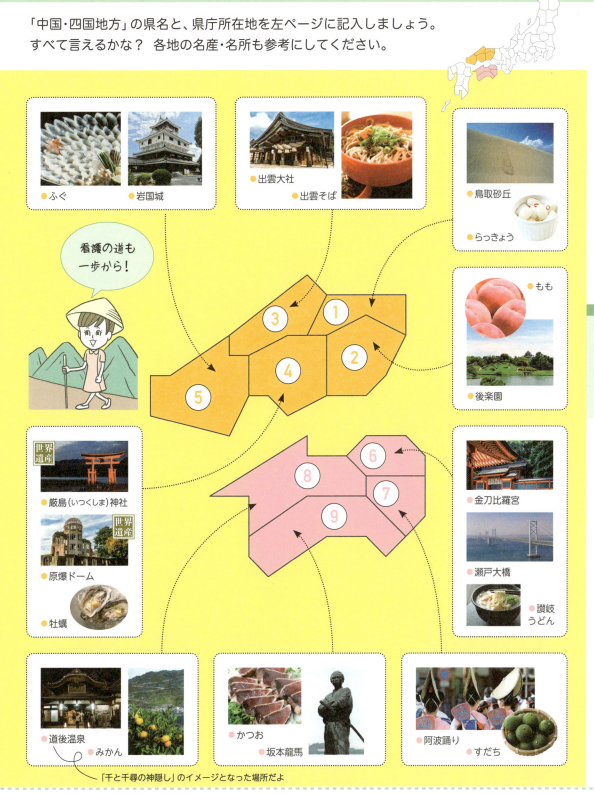

看護の道も一歩から！

● ふぐ　●岩国城
●出雲大社　●出雲そば
●鳥取砂丘　●らっきょう
●もも　●後楽園
●厳島（いつくしま）神社　世界遺産
●原爆ドーム　世界遺産
●牡蠣
●金刀比羅宮　●瀬戸大橋　●讃岐うどん
●道後温泉　●みかん
「千と千尋の神隠し」のイメージとなった場所だよ
●かつお　●坂本龍馬
●阿波踊り　●すだち

【解答】①鳥取県 鳥取市　②岡山県 岡山市　③島根県 松江市　④広島県 広島市
⑤山口県 山口市　⑥香川県 高松市　⑦徳島県 徳島市　⑧愛媛県 松山市　⑨高知県 高知市

地歴・公民編

75

看護に必要な日本地図（九州・沖縄地方）

地歴・公民編 ④ 地理

　かつては九つの藩に分かれていたために、名称になごりのある九州地方。さらに沖縄県を合わせた8つの県を九州・沖縄地方と呼んでいます。<mark>比較的温暖なエリアで、プロ野球のキャンプが行われることでも知られています。</mark>

　この地域に在住の人も、他地域の人もいま一度、県庁所在地名やその地ならではの名産、名物を思い返してみましょうね。

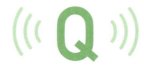

地図に振られた番号の県名と、県庁所在地を書いてみよう！

県名　　　　　　　　　　　　　　　県庁所在地

1　
2　
3　
4　
5　
6　
7　
8

✲ 日本地図（九州・沖縄地方）

「九州・沖縄地方」の県名と、県庁所在地を左ページに記入しましょう。
すべて言えるかな？　各地の名産・名所も参考にしてください。

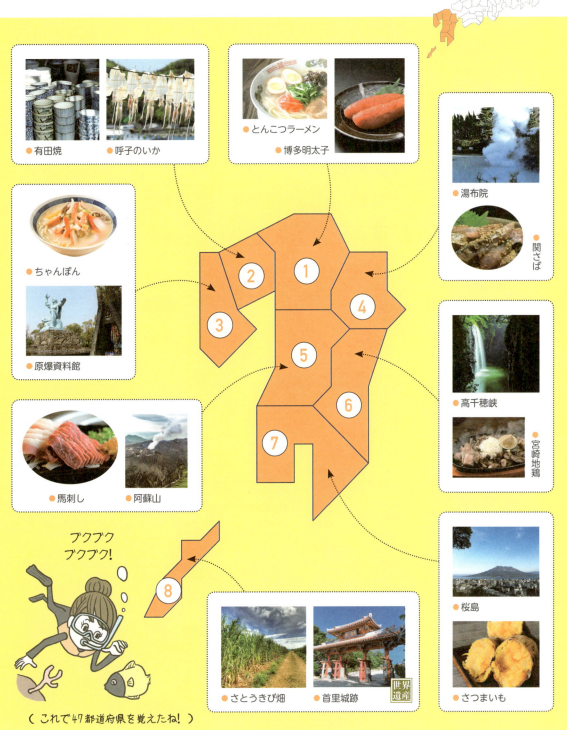

【解答】①福岡県　福岡市　②佐賀県　佐賀市　③長崎県　長崎市　④大分県　大分市　⑤熊本県　熊本市　⑥宮崎県　宮崎市　⑦鹿児島県　鹿児島市　⑧沖縄県　那覇市

④ 地歴・公民編 国際
看護に必要な世界地図

看護の現場では、日本国籍の方だけでなく、外国籍の患者さんも日々、増えています。外国人の患者さんを看護するときに、主要な国名や場所、首都などの情報を持っていると、スムーズなコミュニケーションに役立ちます。

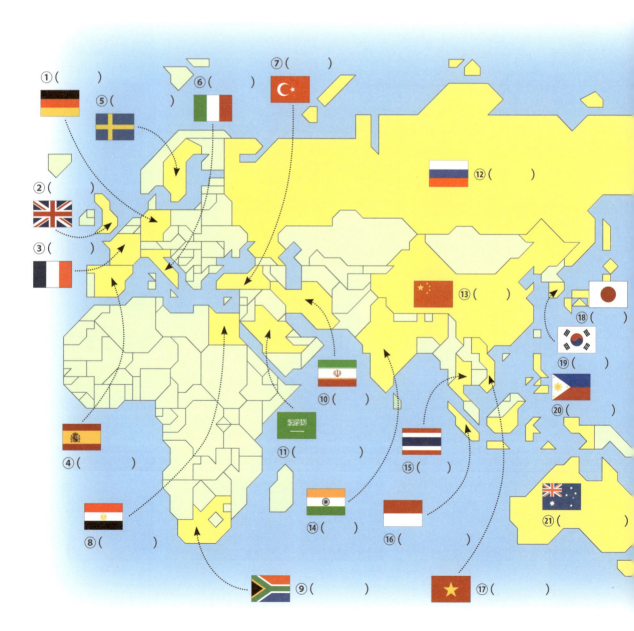

⑯インドネシア ⑰ベトナム ⑱日本 ⑲韓国 ⑳フィリピン ㉑オーストラリア ㉒ニュージーランド ㉓カナダ ㉔アメリカ ㉕メキシコ ㉖キューバ ㉗アルゼンチン ㉘ブラジル

国名と位置関係を確認しよう

本ページで主要な国名と場所を覚えたら、次ページで正式な国名と首都名を覚えていきましょう。

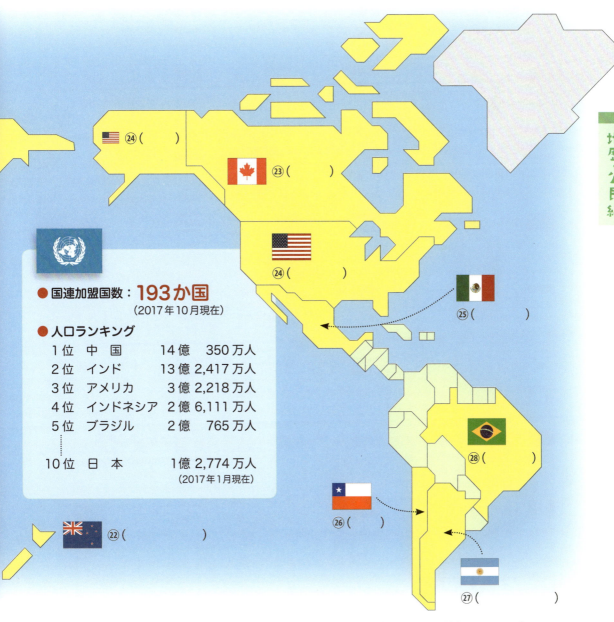

●国連加盟国数：**193か国**
（2017年10月現在）

●人口ランキング
1位　中　国　　14億　350万人
2位　インド　　13億2,417万人
3位　アメリカ　 3億2,218万人
4位　インドネシア 2億6,111万人
5位　ブラジル　 2億　765万人
　︙
10位　日　本　　 1億2,774万人
（2017年1月現在）

【解答】①ドイツ ②イギリス ③フランス ④スペイン ⑤スウェーデン ⑥イタリア ⑦トルコ ⑧エジプト ⑨南アフリカ ⑩サウジアラビア ⑪インド ⑫ロシア ⑬中国 ⑭インド ⑮タイ

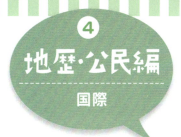

看護に必要な各国の知識

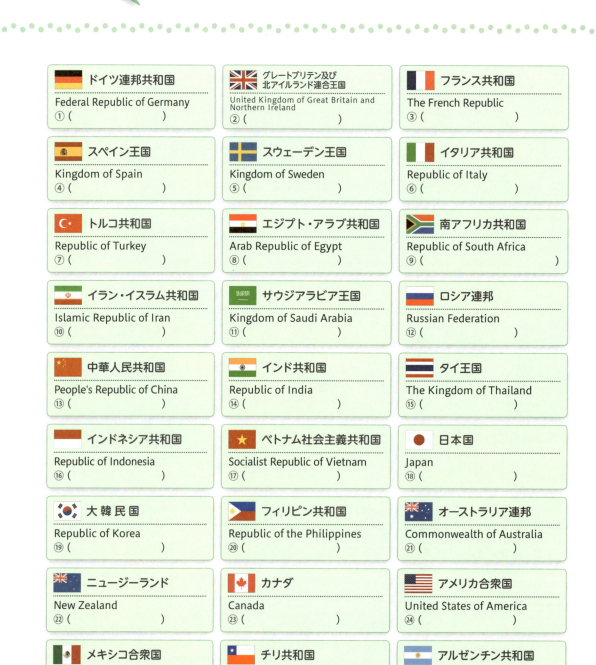

入学前に習得しておきたい基礎知識

最後に
センター試験の問題を解いてみよう！

センター試験の問題の中には、看護学校に入学してからも役に立つ学習内容が多く含まれています。看護学校に入学するときにセンター試験を受験しなかった人も多くいると思いますが、センター試験の内容が、実は看護学校に入ってから重要になってきます。復習のつもりで、確認しながら解いてみましょう。

最後にテストを解きまくりっ♡

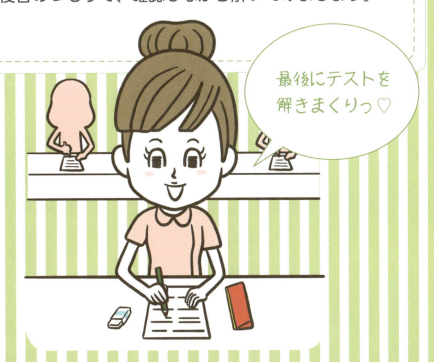

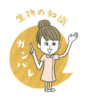

体の成り立ちを知るための知識

ここからはセンター試験の問題にチャレンジしてみましょう。解説はインターネットでぜひ調べてみてください

(2016年 センター試験 生物基礎より抜粋)

第1問 生物の特徴および遺伝子とそのはたらきに関する次の文章（A）を読み，下の問い（問1～4）に答えよ。

A 全ての生物のからだは，細胞からできているという共通した特徴をもつ。動物や植物のからだをつくる細胞には，(a) 種々の構造体が存在する。
細胞内では様々な化学反応が行われており，これらの化学反応をまとめて代謝という。個々の代謝の過程は，(b) いくつもの連続した反応から成り立っていることが多く，それらの一連の反応によって（c）生命活動に必要な物質の合成や分解が起こる。

問1 下線部（a）に関連して，ミトコンドリアに関する記述として最も適当なものを，次の①～⑤のうちから一つ選べ。

① ミトコンドリアの内部の構造は，光学顕微鏡によって観察することができる。
② ミトコンドリアは独自のDNAをもち，そのDNAは核膜によって囲まれている。
③ ミトコンドリアは呼吸に関係する酵素を含み，デンプンを取り込み分解することでエネルギーをつくり出す。
④ ミトコンドリア内で起こる反応では，水（H_2O）がつくられる。
⑤ ミトコンドリアは，宿主となる細胞にシアノバクテリアが取り込まれて共生することで形成されたと考えられている。

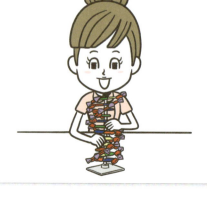

問2 下線部（b）に関連して，次の文章に示す実験を行い，下の結果Ⅰ〜Ⅲが得られた。これらの結果から，下の図1中の ア ， エ ，および オ に入る物質と酵素の組合わせとして最も適当なものを，下の①〜⑥のうちから一つ選べ。

ある原核生物では，図1に示す反応系により，物質Aから，生育に必要な物質が合成される。この過程には，酵素X，Y，およびZがはたらいている。通常，この原核生物は，培養液に物質Aを加えておくと生育できる。一方，酵素X，Y，またはZのいずれか一つがはたらかなくなったもの（以後，変異体とよぶ）では，物質Aを加えても生育できない。そこで，これらの変異体を用いて， ア 〜 ウ の物質を加えたときに，生育できるかどうかを調べた。ただし， ア 〜 ウ には物質B，C，またはDのいずれかが， エ 〜 カ には酵素X，Y，またはZのいずれかが入る。

物質： A ⇒ ア ⇒ イ ⇒ ウ
酵素：   エ   オ   カ

図1

結果 Ⅰ：酵素Xがはたらかなくなった変異体の場合，物質Bを加えたときのみ生育できる。
　　 Ⅱ：酵素Yがはたらかなくなった変異体の場合，物質B，C，またはDのいずれか一つを加えておくと生育できる。
　　 Ⅲ：酵素Zがはたらかなくなった変異体の場合，物質BまたはCを加えると生育できる。

	ア	エ	オ
①	B	X	Y
②	B	Y	Z
③	C	X	Y
④	C	Y	Z
⑤	D	X	Y
⑥	D	Y	Z

問3 下線部 (c) に関連して，次の物質 ⓐ〜ⓒのうち，リンを構成元素としてもつ物質を過不足なく含むものを，下の①〜⑦のうち一つ選べ。

ⓐ ATP　ⓑ DNA　ⓒ RNA
① ⓐ　② ⓑ　③ ⓒ　④ ⓐ, ⓑ　⑤ ⓐ, ⓒ　⑥ ⓑ, ⓒ　⑦ ⓐ, ⓑ, ⓒ

問4 生物の特徴および遺伝子とそのはたらきに関する次の文章を読み，下の問いに答えよ。

タンパク質は，生体内で DNA の遺伝情報に基づいて合成される。このとき，RNA は両者を橋渡しする役割を担う。DNA と RNA はともに塩基を含むが，それぞれを構成する塩基の種類は一部が異なる。DNA の遺伝情報は mRNA に キ される。mRNA の情報にしたがって， ク とよばれる過程によってタンパク質が合成される。

上の文章中の キ ・ ク に入る語の組合せとして最も適当なものを，次の選択肢のうちから一つ選べ。

	キ	ク
①	複　製	翻　訳
②	複　製	転　写
③	翻　訳	複　製
④	翻　訳	転　写
⑤	転　写	複　製
⑥	転　写	翻　訳

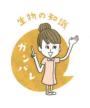

血液・ホルモンの働きについての知識

（2016 年 センター試験 生物基礎追試より抜粋、一部変更）

第 2 問 生物の体内環境の維持に関する次の文章（A）を読み，下の問い（問 1～3）に答えよ。

A　ヒトのからだを取り巻く外部環境は常に変化しているが，生体内部の細胞を取り巻く (a) 体内環境（内部環境）は安定に保たれている。体内環境は，免疫系，自律神経系，および (b) 内分泌系により調節されている。

問 1　下線部 (a) に関連して、健康なヒトにおける赤血球数，血しょう塩分濃度，および血糖濃度の値の組合せとして最も適当なものを，次の①～⑧のうちから一つ選べ。

	赤血球数 (個/mm³)	血しょう塩分濃度 (%)	血糖濃度 (%)
①	50 万	0.9	0.01
②	50 万	0.9	0.1
③	50 万	9.0	0.01
④	50 万	9.0	0.1
⑤	500 万	0.9	0.01
⑥	500 万	0.9	0.1
⑦	500 万	9.0	0.01
⑧	500 万	9.0	0.1

問2 下線部 (b) に関連して，血しょう塩分濃度の調節に関わるホルモンの腎臓におけるはたらきと，次の図 1 において，そのホルモンを分泌する内分泌腺の位置との組合せとして適当なものを，下の①〜⑧のうちから二つ選べ。ただし，解答の順序は問わない。

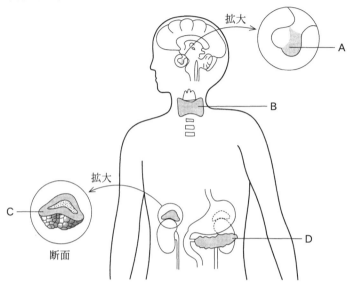

図 1

	腎臓におけるホルモンのはたらき	内分泌腺
①	水の再吸収を促進	A
②	水の再吸収を促進	B
③	Na^+ の再吸収を促進	C
④	Na^+ の再吸収を促進	D
⑤	水の再吸収を抑制	A
⑥	水の再吸収を抑制	B
⑦	Na^+ の再吸収を抑制	C
⑧	Na^+ の再吸収を抑制	D

問 3 「ヒトのからだでは各々の器官は他の器官の調整を受け適切にはたらいている」に関連して, 次の文中の カ ～ ク に入る語句の組合せとして適当なものを, 下の①～⑥のうちから一つ選べ。

カ は, キ が増加すると, ク される。

	カ	キ	ク
①	膵臓からのインスリンの分泌	交感神経の活動	促　進
②	肝臓でのグルコースの分解	副腎皮質からの糖質コルチコイドの分泌	促　進
③	肝臓でのグリコーゲンの合成	膵臓からのグルカゴンの分泌	促　進
④	脳下垂体前葉からの甲状腺刺激ホルモンの分泌	甲状腺からのチロキシンの分泌	抑　制
⑤	心臓の拍動	副腎髄質からのアドレナリンの分泌	抑　制
⑥	胃の運動	副交感神経の活動	抑　制

血液等の流れを知るための知識

(2016年 センター試験 生物基礎より抜粋)

第3問 生物の体内環境の維持に関する次の文章(A・B)を読み，下の問い(問1～4)に答えよ。

A ヒトの体液は，血管内を流れる血液，細胞を取り巻く (a) 組織液（間質液），およびリンパ管内を流れるリンパ液からなり，各種の栄養分や酸素などを全身の細胞に供給するとともに，老廃物を運び去っている。

老廃物の解毒・排出は，主に肝臓と腎臓で行われる。肝臓は，毒性の高い ア から毒性の低い尿素などをつくったり，不要になったヘモグロビンを分解し，その分解産物などを含み脂肪の消化を助ける イ を生成したりしている。一方，腎臓の腎小体は，血液中の成分をろ過して原尿をつくっている。原尿に含まれる多くの物質は細尿管（腎細管）を通るうちに (b) 再吸収され，再び血液へと戻される。

問1 下線部 (a) に関して，次の液体ⓐ～ⓓのうち，組織液と組成（含んでいる物質とその濃度）が近いものの組合わせとして最も適当なものを，下の①～⑥のうちから一つ選べ。

ⓐ 血しょう　ⓑ 細胞質基質　ⓒ 海水　ⓓ リンパ液

① ⓐ,ⓑ　② ⓐ,ⓒ　③ ⓐ,ⓓ　④ ⓑ,ⓒ　⑤ ⓑ,ⓓ　⑥ ⓒ,ⓓ

問2 Aの文章中の ア ・ イ に入る語としてそれぞれ最も適当なものを，次の①～⑧のうちから一つずつ選べ。

① アルブミン　　④ グリコーゲン　　⑦ 乳酸
② アンモニア　　⑤ グロブリン　　　⑧ フィブリン
③ カタラーゼ　　⑥ 胆汁

問3 下線部 (b) に関連して，それぞれの物質が再吸収される効率は，濃縮率（尿中の物質濃度を血しょう中の物質濃度で割った数値）で表すことができる。次の表1は，健康なヒトにおける様々な物質の血しょう中の濃度（質量パーセント），原尿中および尿中に含まれる一日当たりの量と，濃縮率を示している。表1の ウ ～ オ に入る数値の組合わせとして最も適当なものを，下の①～⑧のうちから一つ選べ。

表1

物質名	血しょう(%)	原尿(g/日)	尿(g/日)	濃縮率
水	91.0	170000	1425	1
タンパク質	7.5	ウ	0	0
グルコース	0.1	エ	0	0
尿素	0.03	51	27	オ
クレアチニン	0.001	1.7	1.5	100

	ウ	エ	オ
①	0	0	60
②	0	0	900
③	0	170	60
④	0	170	900
⑤	13000	0	60
⑥	13000	0	900
⑦	13000	170	60
⑧	13000	170	900

問4 生物の体内環境の維持に関する次の文章を読み，下の問いに答えよ。

B ヒトのからだでは，細胞が集まって組織となり，いくつかの組織が集まって特定の機能をもつ (c) 器官 をつくる。

(c) に関連して，ヒトの血液の循環に関わる各器官のはたらきに関する記述として最も適当なものを次の①～⑤のうちから一つ選べ。

① 肺では，肺静脈から運ばれてきた血液が酸素の多い動脈血になる。
② 心臓の左心室は，動脈血を全身へ送り出すポンプのはたらきをする。
③ リンパ管は，リンパ液を動脈へ戻すはたらきをもつ。
④ 血管内には，組織へ酸素を運搬するタンパク質であるアルブミンを含む血液が流れる。
⑤ リンパ節，脾臓，胸腺，および副甲状腺はリンパ系を構成し，白血球やホルモンをさまざまな組織に運搬するはたらきをもつ。

血液の組織を知るための知識

（2015年 センター試験 生物基礎追試より抜粋）

第4問 生物の体内環境の維持に関する次の文章(A)を読み，下の問い（問1～3）に答えよ。

A ヒトの血液は，有形成分と液体成分からなる。有形成分は赤血球，白血球および，ア 血小板からなり，酸素の運搬・生体防御・血液凝固などに関与する。一方，液体成分である イ 血しょう は90%以上が水であり，血球を浮遊させ，栄養分や老廃物，無機塩類などを溶解している。血液は，心臓・血管などの ウ 循環系 のはたらきにより全身を循環する。

問1 下線部アに関する次の文章中の エ ～ カ に入る語の組合せとして最も適当なものを，下の①～⑧のうちから一つ選べ。

血小板は止血にかかわる有形成分であり，血液 1mm³ (1μL) あたり約 エ 万個含まれる。血管が傷つくと血小板はその部位に集まり，傷をふさぐ。続いて，血小板などから放出される物質のはたらきにより，水に溶けにくい オ が形成されて カ と絡まり，血液凝固が起こる。

	エ	オ	カ
①	3	アルブミン	血球
②	3	アルブミン	血しょう
③	3	フィブリン	血球
④	3	フィブリン	血しょう
⑤	30	アルブミン	血球
⑥	30	アルブミン	血しょう
⑦	30	フィブリン	血球
⑧	30	フィブリン	血しょう

問 2　下線部イに関する記述として最も適当なものを，次の①〜⑤のうちから一つ選べ。

① 血しょうに含まれる無機塩類にはナトリウムイオンが多く，その濃度は海水と同じである。
② 血液中の二酸化炭素は，赤血球のヘモグロビンと結合した状態で運搬されるので，血しょう中には含まれない。
③ 血しょうに多く含まれるアルブミンはタンパク質であり，標的細胞に運ばれて情報を伝達する。
④ 血しょうには，約 0.1% のグルコースが含まれており，細胞に取り込まれてエネルギーとなる。
⑤ 血しょうに微量に含まれるホルモンは，様々な細胞に取り込まれて細胞の構成成分となる。

問 3　下線部ウに関して，ヒトにおける記述として最も適当なものを，次の①〜⑥のうちから一つ選べ。

① 動脈と静脈と毛細血管からなる開放血管系である。
② 体循環と肺循環の血液は，心臓内で混ざり合う。
③ 体循環では，血液は左心室から出て左心房に戻る。
④ 左心室から動脈に，右心室から静脈に，血液が送り出される。
⑤ リンパ液は，リンパ管の中を心臓から体の末端に向かって流れる。
⑥ 静脈には弁があり，血液が逆流しにくい。

肝臓・膵臓の働きを知るための知識

（2015年 センター試験 生物基礎より抜粋）

第5問 生物の体内環境の維持に関する次の文章(A)を読み，下の問い（問1〜3）に答えよ。

A ア肝臓には，二つの血管を通して血液が流れ込む。一つは心臓からの血液が流れる イ であり，もう一つは ウ や脾臓からの血液が流れる エ である。これらの血流は，肝臓の毛細血管で合流し，肝細胞に様々な物質を運ぶ。肝細胞は，運ばれた物質をもとに多くの物質の合成や分解を行うとともに，オ血糖など血液成分を調節する。

問1 下線部アのはたらきに関する記述として最も適当なものを，次の①〜⑤のうちから一つ選べ。

① 有害な物質である尿素をアンモニアに変える。
② 赤血球のヘモグロビンを分解してグロブリンに変える。
③ 脂肪を分解するホルモンを十二指腸に分泌する。
④ グリコーゲンの分解を促すホルモンを血中に分泌する。
⑤ 脂肪の消化を助ける胆汁を生成する。

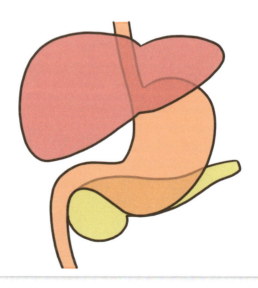

問2 左の文章中の イ ～ エ に入る語の組合せとして最も適当なものを，次の
①～⑥のうちから一つ選べ。

	イ	ウ	エ
①	肝門脈	腎臓	肝動脈
②	肝門脈	消化管	肝動脈
③	肝門脈	腎臓	肝静脈
④	肝動脈	消化管	肝静脈
⑤	肝動脈	腎臓	肝門脈
⑥	肝動脈	消化管	肝門脈

問3 下線部オに関して，次の記述カ～サのうち，正しい記述の組合せとして最も適当な
ものを，下の①～⑨のうちから一つ選べ。

カ　すい臓のA細胞からグルカゴンが分泌されると，肝臓からのグルコース放出
　　が抑制される。
キ　副腎髄質からアドレナリンが分泌されると，肝臓からのグルコース放出が促進
　　される。
ク　血糖濃度が低下すると，ランゲルハンス島を支配する副交感神経のはたらきが
　　活発になる。
ケ　糖尿病では，肝臓でのグリコーゲン合成が促進される。
コ　糖尿病では，細胞内へのグルコースの取り込みが抑制される。
サ　糖尿病では，すい臓からのセクレチン分泌が抑制される。

① カ，ケ　　　　④ キ，ケ　　　　⑦ ク，ケ
② カ，コ　　　　⑤ キ，コ　　　　⑧ ク，コ
③ カ，サ　　　　⑥ キ，サ　　　　⑨ ク，サ

病気の予防や治療のための知識

(2015年 センター試験 生物基礎追試より抜粋)

第6問 次の文章(B)を読み，下の問い（問1～2）に答えよ。

B　ヒトには，異物の侵入を防いだり侵入した異物を除去したりする<u>生体防</u>[キ]<u>御のしくみ</u>が備わっており，病気の予防や治療に応用されている。例えば，毒性を弱めた病原体や無毒化した毒素を注射することにより，抗体産生細胞となる　ク　を増加させて病気を予防することがよく行われる。また，毒素をウマなどの動物に注射して抗体を含む　ケ　をあらかじめつくらせておき，それを注射して毒素を中和する治療も行われている。

問1　下線部キに関する記述として適当なものを，次の①〜⑤のうちから二つ選べ。ただし，解答の順序は問わない。

① 汗に含まれる酵素が細菌の細胞壁を分解して細菌を破壊するのは，体液性免疫の一つである。
② 体液性免疫では，体内に侵入した異物に対する抗体をつくらず，食作用により排除する。
③ 細胞性免疫は，移植された組織の拒絶反応にもはたらく。
④ 細胞性免疫では，活性化したB細胞が抗体をつくる細胞に変化し，抗体を細胞外に放出する。
⑤ 細胞性免疫は，がん細胞に作用し得る。

問2 左の文章中の ク ・ ケ に入る語の組合せとして最も適当なものを，次の①〜⑨のうちから一つ選べ。

	ク	ケ
①	食細胞	好中球
②	食細胞	ワクチン
③	食細胞	血清
④	記憶細胞	好中球
⑤	記憶細胞	ワクチン
⑥	記憶細胞	血清
⑦	キラーT細胞	好中球
⑧	キラーT細胞	ワクチン
⑨	キラーT細胞	血清

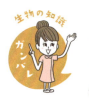

アレルギーの仕組みを知るための知識

（2015 年 センター試験 生物基礎より抜粋）

第7問 次の文章 (B) を読み，下の問い（問1〜2）に答えよ。

B 次の図1は，ヒトの抗体産生のしくみについて模式的に表したものである。
抗原が体内に入ると，細胞 x が抗原を取り込んで，抗原情報を細胞 y に伝える。それを受けて，細胞 y は細胞 z を活性化し，抗体産生細胞へと分化させる。このような免疫応答は健康を保つために不可欠な反応であるが，時として過剰な応答が起こる場合や，逆に必要な応答が起こらない場合がある。免疫機能の異常に関連した疾患の例として，ｼアレルギーや後天性免疫不全症候群（エイズ）がある。

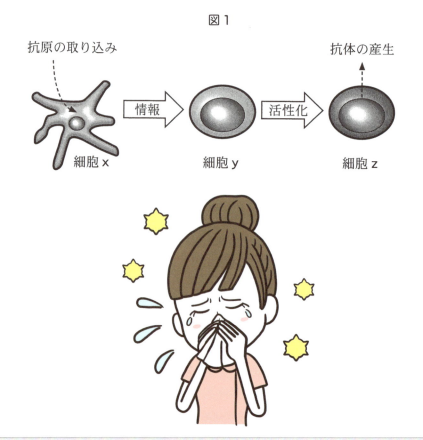

図1

問1 細胞 x,y および，z に関する次の記述ス～タのうち，正しい記述を過不足なく含むものを，下の①～⑨のうちから一つ選べ。

　ス　細胞 x, y および z は，いずれもリンパ球である。
　セ　細胞 x はフィブリンを分泌し，傷口をふさぐ。
　ソ　細胞 y は体液性免疫にかかわるが，細胞性免疫にはかかわらない。
　タ　細胞 z は B 細胞であり，免疫グロブリンを産生するようになる。

① ス　　　　　④ タ　　　　　⑦ セ、ソ
② セ　　　　　⑤ ス、ソ　　　⑧ セ、タ
③ ソ　　　　　⑥ ス、タ　　　⑨ ソ、タ

問2 下線部シに関する記述として**誤っている**ものを，次の①～⑤のうちから一つ選べ。

① アレルギーの例として，花粉症がある。
② ハチ毒などが原因で起こる急性のショック（アナフィラキシーショック）は，アレルギーの一種である。
③ 栄養素を豊富に含む食物でも，アレルギーを引き起こす場合がある。
④ エイズのウイルス（ヒト免疫不全ウイルス，HIV）は，B 細胞に感染することによって免疫機能を低下させる。
⑤ エイズの患者は，日和見感染を起こしやすくなる。

細菌から体を守るための知識

(2016年 センター試験 生物基礎追試より抜粋)

第8問 次の文章(B)を読み，下の問い(問1～2)に答えよ。

B　ヒトの生体防御のしくみは，大きく二段階に分かれている。最初に，異物が(c)体内へ侵入するのを防ぐしくみがはたらく。それでも侵入してくる異物に対しては，さらにそれらを(d)排除するしくみがはたらく。

問1 下線部(c)のしくみの例として**適当でないもの**を，次の①～⑥のうちから一つ選べ。

① 皮膚の外分泌腺から分泌される汗には，細菌感染を妨げる酵素が含まれる。
② けがなどで出血した場合，血液が固まり傷口をふさぐことにより，異物の侵入を防いでいる。
③ 予防接種により，特定の病原体による病気の発症を予防する。
④ 皮膚表面は汗や皮脂により弱酸性に保たれており，微生物の繁殖を抑えている。
⑤ 胃の外分泌腺から分泌される胃液(胃酸)には，細菌を殺す作用がある。
⑥ 粘膜は粘液を分泌しており，病原菌の定着・繁殖を防いでいる。

問2 下線部(d)に関連する次の記述ⓐ～ⓓのうち，健康な成人において正しい記述の組合せとして最も適当なものを，下の①～⑧のうちから一つ選べ。

ⓐ マクロファージ，樹状細胞，およびリンパ球は，外界から侵入した病原体を食作用により直接排除する。
ⓑ ヘルパーT細胞は，体液性免疫と細胞性免疫の両方に関わる。
ⓒ B細胞は胸腺に由来し，ヘルパーT細胞からの刺激により，抗体を産生するようになる。
ⓓ キラーT細胞は胸腺で成熟し，ウイルスなどに感染した細胞を攻撃する。

① ⓐ, ⓑ　　④ ⓑ, ⓒ　　⑦ ⓐ, ⓑ, ⓒ
② ⓐ, ⓒ　　⑤ ⓑ, ⓓ　　⑧ ⓑ, ⓒ, ⓓ
③ ⓐ, ⓓ　　⑥ ⓒ, ⓓ

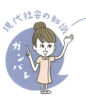

患者さんの気持ちを理解するために必要な知識

ここからは現代社会だよ！

（2015年 センター試験 現代社会より抜粋）

第1問 次の文章を読み下の問いに答えよ。

　自分をもっと知りたい。それは，(a) <u>人間が持つ様々な欲求</u>の一つだろう。「自分のことは自分が一番よく知っている」と，あなたは思うかもしれない。だが，自分で気づかなかった新たな側面を，他の人たちとの関係を通じて知ることもある。（以下省略）

　問1　下線部（a）に関して，マズローは，人間の欲求は下の図のような階層構造を成すという考えを提唱している。欲求の内容を説明した記述ア～ウと，図中のA～Cにあてはまる欲求との組合わせとして最も適当なものを，下の①～⑥のうちから一つ選べ。

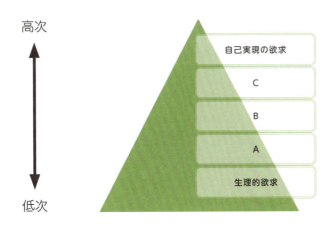

ア　自分を尊敬したり，他者から認められたりしたいという欲求
イ　他者と関わり，自分が所属する集団に受け入れてほしいという欲求
ウ　危険を避けて，安全に暮らしていきたいという欲求

① ア－A　　イ－B　　ウ－C　　② ア－A　　イ－C　　ウ－B
③ ア－B　　イ－A　　ウ－C　　④ ア－B　　イ－C　　ウ－A
⑤ ア－C　　イ－A　　ウ－B　　⑥ ア－C　　イ－B　　ウ－A

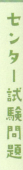

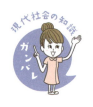

高齢者・社会保障制度等の知識

（2013年 センター試験 現代社会追試より抜粋、一部修正）

第2問 次の文章を読み下の問い（問1〜3）に答えよ。

　長寿社会の進展は，(a) 医療技術の発達や生活水準の向上など，これまで人類社会がより良い社会を目指して努力を重ねてきた成果である。日本人の平均寿命は，2010年の時点で，男性が79歳，女性が86歳と世界でも高い水準にある。

　このように日本では多くの人が長生きをする一方で，子供の数が減少しており，この状態が続けば，2060年代には総人口に占める高齢者の割合がおよそ40%になると推計されている。高齢化率の上昇により，現役世代一人あたりの (b) 社会保障に関する費用負担の増加や年金財政の悪化などの影響が懸念されている。

　しかし，高齢化の進展は社会の負担が増えることだけを意味するのではない，と言う意見もある。実際，高齢者の健康状態，経済力，(c) 家族の構成などは，一様ではなく個人差が大きい。現役で働いている人，地域活動やボランティア活動をする人など，多くの高齢者が積極的に社会と関わっている。このように高齢者のあり方は多様であるため，そのすべてを医療や介護が必要な受け身の存在とひとくくりにするのではなく，能動的な存在とみる視点も必要ではないだろうか。

　今後は，高齢者も含め，より多くの人が社会参加をすることが求められるだろう。そのためには，年齢などの属性に関係なく，社会参加がいっそう促進されるように環境や仕組みを整えることが必要である。

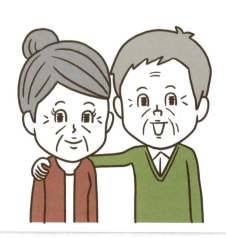

問1 下線部 (a) に関して，医療技術の発達をめぐる状況に関する記述として**適当でないもの**を，次の①〜④のうちから一つ選べ。

① 出生前診断とは，胎児の障害や遺伝性疾患の有無等を出生前に検査することなどを目的として行われるものである。
② 日本では，検査法や治療法の発達と多様化に伴い，患者の治療の方針などを決定する際に，患者の同意よりも医師の専門的な見解を優先するインフォームド・コンセントが重要視されるようになってきた。
③ 日本では，延命技術の発達を背景に，延命期間の長さだけでなく，どのように生きるのかというクオリティ・オブ・ライフ (QOL) が重要視されるようになってきた。
④ ES細胞 (胚性幹細胞) は，受精卵の胚の解体などによりつくられるため，受精を生命の始まりとみる立場からは倫理的な問題が指摘されている。

問2 下線部 (b) に関して，日本の社会保障制度に関する記述として最も適当なものを，次の①〜④のうちから一つ選べ。

① 年金財源の調達方法の一つに，あらかじめ保険料を積み立てておき，将来の年金給付を賄う賦課方式がある。
② 年金は，高齢者の生活の安定のため，物価変動にかかわりなく，あらかじめ定められた一定額が支給されることになっている。
③ 介護保険制度の財源は，利用者負担分のほか，40歳以上の人が支払う保険料と国・地方公共団体が負担する公費とから成る。
④ 社会保障制度の一つである生活保護は，国民の生活の安定のため，社会保険方式で運営されている。

問3 下線部 (c) に関して，日本の家族の状況に関する記述として最も適当なものを，次の①〜④のうちから一つ選べ。

① かつては平均初婚年齢が上昇し，未婚率が上昇したことから，若者の晩婚化や未婚化が進んだと指摘されているが，2000年代以降，平均初婚年齢は低下した。
② 高齢化の進展に伴い，家族の介護を必要とする高齢者が増加し，高度経済成長期以前と比べて，現在では拡大家族世帯の割合が増えている。
③ 家庭裁判所の判断で親権を一時停止することができる制度が新たに導入され，児童虐待を防止し，子どもの安全確保を図る取組みが法的に強化された。
④ 高度経済成長期以降，現在に至るまで，核家族世帯の割合は一貫して増加し続けている。

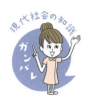

"悩んでもいいんだよ"と心を支えてくれる知識

(2012年 センター試験 現代社会)

第3問 次の文章は，大学に合格した教え子にあてて中学時代の担任が書いた手紙である。手紙を読み，下の問い（問1～5）に答えよ。

　大学合格おめでとう。手紙をもらって，当時を懐かしく思い出しました。中学時代に伝えた「(a) 青年期の間に，価値観を模索して行動の指針を身につけていって，社会的に責任ある行動をとれる大人になるための準備をしてほしい」という私の言葉を，あなたが今も覚えていてくれたことを知り，うれしく思いました。

　大学では専門的な勉強も始まり，より広く深く (b) 学んだり調べたりすることでしょう。サークル活動やアルバイトの社会経験もいいですね。行動範囲や交友関係が広がるなか，(c) 物事がうまくいかないと感じることも増えるかもしれません。そんなときは一人で悩むのではなく周囲の人と積極的に話し合ってください。自分の気持ちを表現したり他者の考えを理解したりする経験は，あなたが自己理解を深める手がかりにもなることでしょう。

　選択や判断に迷ったときには，過去・現在・未来の軸で自分を見つめ直すのも大事です。(d) 子どものときからの興味や関心，現在の能力や適性，今後の希望や計画などをじっくり考えることで，自分の進むべき道が見えてくると思います。

　これからのあなたの学生生活が充実したものになるよう期待しています。今度，あなたの大学での暮らしぶりや (e) 職業選択を含めた将来についての考えなどを，ゆっくり聞かせて下さい。これからも，あなたを応援しています。

問1　下線部 (a) に関する記述として最も適当なものを，次の①～④のうちから一つ選べ。

① レヴィンは，青年を境界人 (周辺人) と呼び，大人の集団にも子どもの集団にも安定した帰属意識をもつ存在だとした。
② エリクソンは，社会のなかでの自らの連続性や一貫性の感覚を獲得するアイデンティティの確立を，青年期の課題として挙げた。
③ 時代や社会が変化しても，青年期の開始および終了の時期は，一定であるとされる。
④ 学業および社会や人に対する意欲や関心が高まるという，学生に特有の状態は，スチューデント・アパシーと呼ばれる。

問2　下線部 (b) に関して，次の文章の　A　～　C　に入る語句の組合せとして最も適当なものを，下の①～⑧のうちから一つ選べ。

　　多数の人々の意識や現状などに関する全体的な傾向について，　A　を用いて意見を収集して統計的に把握することを目的とする調査方法がある。　A　による調査のうち，世論調査のように調査対象の規模が大きい場合に，よく用いられる手法として　B　がある。　B　は，無作為抽出などの手続きを用いて調査対象全体の傾向を明らかにすることができる。こうして得られたデータを分析した結果をレポートなどにまとめる場合，表やグラフを使って他の人々に視覚的にわかりやすく伝えることも重要である。例えば　C　は，データ全体の構成内容と構成比を示すときに適しているとされる。

① A アンケート　　B 標本調査　　C 円グラフ
② A アンケート　　B 標本調査　　C 折れ線グラフ
③ A アンケート　　B 全数調査　　C 円グラフ
④ A アンケート　　B 全数調査　　C 折れ線グラフ
⑤ A ディベート　　B 標本調査　　C 円グラフ
⑥ A ディベート　　B 標本調査　　C 折れ線グラフ
⑦ A ディベート　　B 全数調査　　C 円グラフ
⑧ A ディベート　　B 全数調査　　C 折れ線グラフ

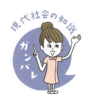

誰にでもある心の動きについての知識

（2012年 センター試験 現代社会より抜粋）

＊P102の文章を参照

問3 下線部（c）に関連して、葛藤（かっとう）を感じる状況に直面したときの対処に関する次の記述A〜Cと、それぞれに相当する防衛機制（防衛反応）の種類（型）との組合せとして最も適当なものを、下の①〜⑧のうちから一つ選べ。

A 明日提出しなければならない課題があるのに、テレビやゲームなど、課題とは関係のないことに時間を費やしてしまう。

B 参加したいと思っていたサークルへの希望者が多数いて入れなかったとき、「ああいうサークルの雰囲気は自分には合わなかったはずだ」などと考えてしまう。

C 好意を抱いている相手に対して、その気持ちとは反対に無関心を装ったり意地悪をしたりしてしまう。

① A 逃避　B 退行　C 反動形成
② A 逃避　B 退行　C 投射（投影）
③ A 逃避　B 合理化　C 反動形成
④ A 逃避　B 合理化　C 投射（投影）
⑤ A 昇華　B 退行　C 反動形成
⑥ A 昇華　B 退行　C 投射（投影）
⑦ A 昇華　B 合理化　C 反動形成
⑧ A 昇華　B 合理化　C 投射（投影）

問4　下線部(d)に関して，日本の子どもを取り巻く状況に関する記述として**適当でないもの**を，次の①〜④のうちから一つ選べ。

① 保育所に入れない待機児童の存在が社会的に問題となっており，その解消が望まれている。
② 児童虐待には身体的虐待や心理的虐待，育児放棄（ネグレクト）などが含まれ，児童相談所での児童虐待相談対応件数は近年減少傾向にある。
③ 子ども（児童）の権利条約では，18歳未満を「子ども」と定義し，権利の主体としている。
④ 第二次世界大戦前には，子どもに長時間労働や重労働が課せられたことがあったが，現在では，児童の酷使が憲法で明示的に禁止されている。

問5　下線部(e)に関連して，日本における職業生活に関する記述として**適当でないもの**を，次の①〜④のうちから一つ選べ。

① 職業選択の自由は，生計を維持するために自分で選んだ職業に就く自由を保障するものであるので，一般に社会権に分類される。
② 生徒や学生が職業選択の参考にするなどの目的で，企業などで一定期間業務を体験することは，インターンシップと呼ばれている。
③ 職業生活を始めとして，家庭生活や学校生活，余暇生活などを含めた人々の経歴全体は，広い意味でのキャリアとされる。
④ 年齢階層別にみた女性の労働力率は，特定の年齢階層において落ち込みがみられる，いわゆるM字型カーブを描いている。

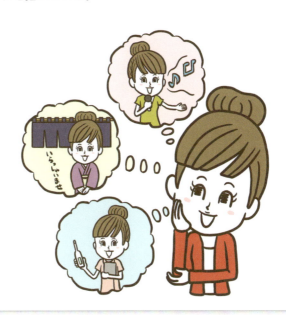

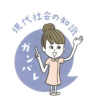

これからの医療を考えるうえで必要な知識

(2014年 センター試験 現代社会より抜粋)

第4問 次の文章を読み，下の問い（問1～4）に答えよ。

　日本では，(a) 高齢化の進展に伴い，介護や (b) 医療の必要な高齢者が増えている。高齢になり日常生活の様々な行動に支障が生じ，支援が必要な場合，高齢者がその人らしい (c) 生活を継続できるように支援することが介護の目的と言われている。そのために，食事や排泄，入浴や洗濯，掃除等の生活の様々な場面で，介護が行われている。

　戦後の日本は，病気や高齢，不況などで生活に支障が生じる人々を，(d) 社会全体で支え合う仕組みを整備してきた。高齢者介護についても，1990年代から公的な支援の整備が進められ，2000年に介護保険法が施行された。現在では，介護サービスの利用者数が増え，そのサービスにかかる総費用が増加している。今後，高齢化が進行すると，さらに費用が増大するとの指摘がある。そこで，財政の課題を踏まえて，将来にわたって制度をどのように維持していくのか，議論がなされている。

　また，高齢者のなかには，住み慣れた地域や住まいで介護を受けつつ，家族にも支えられて暮らし続けたいと考える人もいる。しかし，現在の家族は，一世帯の平均人数が減少し，家族生活を支える働き方も以前と変化している。介護する家族成員の高齢化や，家族内の女性と男性の役割の変化なども生じている。

　このような状況のなかで，介護の必要な高齢者が望んでいるような暮らしを，どのように，社会全体で支援していくことができるだろうか。この課題を解決するためには，以上のような財政や家族の状況のほかにも，考えるべき点は多い。私たちには，多様な観点を踏まえて，高齢になっても安心して暮らせる社会や制度を築いていくことが求められている。

問1　下線部（a）に関して，日本の人口構成や高齢者をめぐる状況に関する記述として**適当でないもの**を，次の①〜④のうちから一つ選べ。

① 他の先進国と比べて，高齢化率が7%から14%に至るまでの期間が長いという特徴があるとされている。
② 年齢別人口構成は，富士山型，つりがね型，つぼ型の順に移行してきたとされている。
③ 医療保険制度では，国民健康保険などとは別に，後期高齢者を対象にした制度が実施されている。
④ 原則として，継続雇用を希望する高年齢者に対し，65歳までの雇用確保の措置を講じることを事業主に求める法律がある。

問2　下線部（b）に関して，医療をめぐる状況に関する記述として**適当でないもの**を，次の①〜④のうちから一つ選べ。

① 日本では，終末期にある高齢者の胃にチューブで直接栄養などを送る「胃ろう」は，延命が期待できる一方で，本人に苦痛を与える可能性があるということが指摘されている。
② 医師が患者に対して病状や治療方法を説明し，患者の同意を得た上で治療を行うことは，リビング・ウィルと呼ばれている。
③ 日本では，本人の意思が明らかでなくても家族の承諾がある場合には，脳死判定を受けた人の臓器を移植手術のために提供できることが法律で定められている。
④ ホスピスでは，その人らしく生きられることを目指して，終末期の患者に対して苦痛や不安を和らげるケアが行われている。

問3 下線部 (c) に関連して,高齢者や障害者などをめぐる制度や状況に関する記述として最も適当なものを,次の①〜④のうちから一つ選べ。

① 日本政府は,エンゼルプランを策定し,ホームヘルパーの増員や特別養護老人ホームの整備などを図ったことがある。
② 日本は,虐待を受けたと思われる障害者を発見した人が,一定の条件の下,通報する義務を負うことを定めた法律が存在しない国である。
③ 高齢者や障害者も含め,だれでも安く入手できるように配慮されてつくられた製品のデザインは,ユニバーサルデザインと呼ばれる。
④ 高齢者や障害者も含め,すべての人が共に普通の生活を送ることを目指す考え方は,ノーマライゼーションと呼ばれる。

問4 下線部 (d) に関連して,日本の社会保障をめぐる制度や状況に関する記述として最も適当なものを,次の①〜④のうちから一つ選べ。

① 生活保護受給者に対する福祉事務所の調査権限を強化することなどが,国により検討されたことはない。
② 国の一般会計の歳出において,社会保障関係費と国債費のそれぞれが占める割合は,その他のいずれの支出項目よりも大きくなっている。
③ 日本の社会保障制度は,社会保険・公的扶助・社会福祉の三つから構成されており,公衆衛生は含まれない。
④ 日本の最高裁判所は,堀木訴訟において,障害福祉年金と児童扶養手当を併せて支給しないこととする法律の規定は憲法に反すると判断している。

INDEX（索引）

あ

亜鉛	2
亜急性期	2
悪性	2
アドレナリン	27
アミノ酸	48
安静	2
アンプル	26
アンモニア	48
アンモニアＮＨ３	48
安楽死	57
胃	2,7,36,37,44,50
胃液	36
胃炎	2
育児・介護休業法	54
意思表示	57
萎縮	2
移植	2
一次救命処置	2
医療費	54,56
医療扶助	54
医療保険	54,55
陰茎	2
咽頭	2,37
陰嚢	2
インフォームド・コンセント	57
陰暦	16
右脚	2
右腎	48,49
右心室	2,40,41
右心房	2,40,41
雨水	16
卯月	16
運動障害	2
栄養素	36,38
腋窩神経	2
壊死	2
Ｓ状結腸	37
塩酸リドカイン	25
延髄	2,42,56
延命措置	57
横隔膜	2
応急入院	2
横行結腸	2,37
黄疸	2
横紋筋	44

か

ガーゼ	34
介護	9,54
介護保険	54,55
回旋枝	2
回腸	37
化学的消化	36
核酸	48
角膜	2
隔離	2
下行結腸	37
下肢	2
下垂体前葉	2
ガスター	27
下大静脈	40,41
下腹部	2
神在月	17
看護覚え書	6,7
看護観	10
眼脂	2
肝静脈	2
肝臓	36,48,49,50
神無月	17
間脳	42
寒露	17
機械的消化	36
器官	2,38,50
気管支	2
気胸	2
如月	16
基礎年金	55
嗅覚	42
吸収	36
橋	42,56
共済年金	55
筋肉	36,44,45
空気感染	2
空腸	37
QOL（クオリティ・オブ・ライフ）	57
車椅子	2,5,34
ケアサービス	56
啓蟄	16
頸椎	2
夏至	16
血液感染	2
結核	2
欠格事由	2
血管	36,38
肩甲骨	46
肩峰	2
降圧薬	2
口蓋扁桃	3
後期高齢者医療制度	56
口腔	36,37

合計特殊出生率	56
高血圧	3
膠原病	3
虹彩	3
公衆衛生	54,55
甲状腺	3
厚生年金	55
公的扶助	54,55
肛門	36,37
高齢化社会	55
高齢社会	55,56
穀雨	16
国民年金	55
国民皆年金	54
国民皆保険	54
骨格筋	44
骨盤	46
雇用保険	54,55

さ

災害医療	3
災害補償	54
細菌	3
再生医療	57
臍帯血	3
在宅看護	7
細胞膜	36
左脚	3
坐骨	3
左腎	48,49
左心室	3,40,41
左心房	3,40,41
皐月	16
雑節	17
作用点	34,35
三角筋	3
三尖弁	41
酸素	38
子宮内膜	3
視床	42
視床下部	42
膝窩静脈	3
支点	34,35
児童福祉法	55
霜月	17
社会的欲求	57
社会福祉	54
社会保険	54,55
尺骨神経	3
十二指腸	37
秋分	16,62,63
手掌	3
春分	16,62,63
消化管	36,37
松果体	3
小寒	17
上行結腸	37

上行大動脈	41
上肢	3
少子化	56
小暑	16
小雪	17
上大静脈	40
小腸	36,37,50
消毒液	20,22
ショートステイ	56
小脳	42
傷病者	12
小満	16
静脈	26,27,28,29,38
静脈血	38,39,40
上腕骨	46
上腕三頭筋	44
上腕二頭筋	3,44
食道	37
褥瘡	3
じょく婦	12
植物状態	56
処暑	16
シリンジポンプ	28
師走	17
心筋	44
心筋梗塞	3
心筋症	3
腎障害	3
腎静脈	48
心臓	38,39,40,41,44,46,50
腎臓	3,48,49,50
身体障害者福祉法	55
陣痛	3
心電図	3
腎動脈	48
随意筋	44
髄液検査	3
髄質	3
水晶体	3
膵臓	3,50
生活扶助	54
生活保護法	54,55
精管	3
清拭	3
生存権	54
声帯	3
精嚢	3
清明	16
生理的欲求	57
赤褐色尿	3
脊髄	42
脊柱	46
脊椎	3
鑷子	34
節分	17
前室間枝	3
染色体	3

浅側頭動脈	3
蠕動運動	36
前立腺	3
臓器移植法	57
臓器摘出	57
霜降	17
総胆管	3
僧帽弁	3,40,41
塞栓	3
足背	3
咀嚼	36
措置入院	3
尊厳死	57

た

体外受精	3
体幹	3
大寒	17
大胸筋	3
大座骨孔	3
代謝	3,48
体循環	38
大暑	16
帯状疱疹	3
大雪	17
大腿	3
大腿骨	46
大腸	3,36,37,50
大動脈	40
大動脈弓	3,41
大動脈弁	41
大脳	3,42,56
大彎	3
団塊の世代	55
胆嚢	3,50
恥骨結合	4
膣	4
知的障害者福祉法	55
中耳炎	4
注射薬	22,24,25,26,27
中枢神経	4
中脳	42,56
腸	44
聴診	4
直腸	4,37
椎間板	4
痛風発作	4
手足口病	4
帝王切開	4
デイサービス	56
ティッピングレバー	34
てこの原理	33,34,35
点眼薬	4
点滴	4,28,29,30
臀部	4
頭蓋骨	46
瞳孔	4

統合失調症	4
冬至	17
糖尿病	4
洞房結節	4
動脈	38
動脈血	38,39,40

な

内視鏡検査	4
内診	4
ナイチンゲール	6,7
長月	17
軟骨	4
二酸化炭素	38
二十四節気	16,17
二百十日	17
乳歯	4
入梅	17
尿管	4,48
尿道	4,48
尿毒症	4
尿素	48
認知症	4,9
熱傷	4
熱中症	4
年金	54
年金保険	54,55
脳	42,43,46,50,56
脳幹	4,42,56
脳血栓症	4
脳梗塞	4,43
脳死	56
脳塞栓症	4
脳卒中	4
ノーマライゼーション	56

は

肺	38,39,40,41,46,50
肺結核	4
敗血症	4
肺循環	38
排泄物	7
肺動脈	40
肺動脈弁	41
梅毒	4
排便	4
拍動	38
白内障	4
白露	16
破傷風	4
八十八夜	17
葉月	16
白血球	4
バリアフリー	56
半夏生	17
被殻出血	4
皮下注射	4

鼻腔	4	毛細血管	5,38
腓骨神経	4	妄想知覚	5
ビタミンD	47	盲腸	5,37
ビタメジン	27	毛嚢炎	5
左肺静脈	41	問診	5
左肺動脈	41	門脈	5
ヒト人工多能性幹細胞（ヒトIPS細胞）	57		
ヒト胚性幹細胞（ヒトES細胞）	57	**や**	
泌尿器	48,49	薬物動態	5
被保険者	54	夜盲症	5
百分率	20	弥生	16
日和見感染	4	幽門部	5
比例	22,24,26	輸液	5,30,31
風疹	4	輸液ポンプ	28,29,30,31
腹腔	4	癒着胎盤	5
副交感神経	4	ユニバーサルデザイン	56
福祉六法	55	養育医療	5
扶助制度	55	要介護認定	5
不随意筋	4,44	溶血性黄疸	5
文月	16	幼児期	5
不妊症	4	羊水検査	5
フロセミド	26,27	抑圧	5
分節運動	36		
分娩	4	**ら**	
平滑筋	44	ラシックス	27
平均寿命	4	力点	34,35
閉経	4	立夏	16
便失禁	4	立秋	16
蜂窩織炎	4	立春	16
膀胱	48,50	立冬	17
膀胱炎	5	離乳食	5
芒種	16	利尿薬	5
胞状奇胎	5	リビング・ウィル	57
保健師助産師看護師法	12	流行性角結膜炎	5
保健所	5	療育手帳	5
保険料	54,55	良性腫瘍	5
骨	46,47	緑内障	5
ホルモン	42	緑膿菌	5
		淋菌	5
ま		臨床工学技士	5
埋葬	5	輪状軟骨	5
麻疹	5	リンパ管	36
末期患者	57	レポート	10,12,14,15
麻痺	5	老化	5
右肺静脈	41	労災保険	5,54,55
右肺動脈	41	労作性狭心症	5
水無月	16	老人福祉法	55
水俣病	5	老年症候群	5
脈拍	5,38,39	老年人口	55
民事責任	5	老廃物	38,48
無月経	5	ろ過	48
睦月	16	肋骨	46
無尿	5		
眼	42,50	**わ**	
迷走神経	5	腕頭	5
免疫細胞	5		
毛根	5		

あ と が き

　この入学前ドリルを制作しながら、多くの教え子が目に浮かんできました。漢字が読めず苦労していたA子さん、点滴の計算式ができず困っていたB子さん、罫線のないレポート用紙に感想文を書くのに四苦八苦していたC子さん、看護学校に入学してから看護師になることに疑問をもったD君、そんな学生たちを思い出しながら、このドリルを作りました。

　制作過程では、何度も本校の看護学生に確認をしてもらいながら、意見を聞いて編集を繰り返しました。このドリルは、多くの看護学生の思いがたくさん詰まったドリルになりました。

　このドリルを制作するにあたり、国家試験の勉強をしながら、辛口や甘口の意見を言ってくれた山陽学園大学看護学部看護学科の6期生の皆さん、ありがとう！

　編集にあたり細かい部分が抜けていて、何度も何度も確認をしてくれた先生方にも感謝します。看護に色彩のセンスが大切だと教えてくれた、三浦睦子先生、感謝です。

　また、理科の基本的な知識がわからず、車椅子を用いながらいちからていねいに教えてくださった山陽学園大学の小林伸行先生、ありがとうございました。さらに、看護師として患者さんとコミュニケーションをとるうえで役立つ、地歴・公民の知識を伝授してくださった同大学の豊岡秀明氏、ありがとうございました。

　また、このドリルを制作するうえで、常に陰になり、多くの書店に届けてくれる照林社の営業の方々、ありがとうございます。そして、そして、照林社の有賀洋文氏や編集部の皆さんには、私のアイデアをこのように形にしていただき、多くの悩める看護学生のための本を一緒に作っていただき感謝しています。

　最後に、秋田で暮らす両親に感謝します。
　皆さん、ありがとうございました。

菊地よしこ

著者
菊地よしこ（きくち・よしこ）

元・山陽学園大学大学院看護学研究科看護学専攻・山陽学園大学看護学部看護学科講師／公益財団法人日本訪問看護財団 事業部課長

1994年秋田大学医療技術短期大学部看護学科卒業。東京大学医学部附属病院婦人科・小児科病棟勤務。東京都済生会中央病院外科・脳外科を経て、済生会三田訪問看護ステーションにて訪問看護師・介護支援専門員として勤務。2004年国際医療福祉大学大学院医療福祉学研究科保健医療学看護学分野地域看護学領域修了（保健医療学修士取得）後、秋田市医師会立秋田看護学校に専任教員として勤務。2009年厚生労働省看護研修センター看護教員養成課程修了。秋田県立衛生看護学院を経て、山陽学園大学大学院看護学研究科看護学専攻・山陽学園大学看護学部看護学科助教として勤務、2014年講師として勤務。2018年公益財団法人日本訪問看護財団事業部課長となり現在に至る。

編集協力
田中愛子　塩谷由加江
山陽学園大学看護学部看護学科

プチナース BOOKS
ここから始める！看護学校入学前ドリル

2017年12月5日　第1版第1刷発行	著　者	菊地　よしこ
2025年1月15日　第1版第8刷発行	発行者	森山　慶子
	発行所	株式会社　照林社
		〒112-0002
		東京都文京区小石川2丁目3-23
		電話　03-3815-4921（編集）
		03-5689-7377（営業）
		https://www.shorinsha.co.jp/
	印刷所	大日本印刷株式会社

- 本書に掲載された著作物（記事・写真・イラスト等）の翻訳・複写・転載・データベースの取り込み、および送信に関する許諾権は、照林社が保有します。
- 本書の無断複写は、著作権法上の例外を除き禁じられています。本書を複写される場合は、事前に許諾を受けてください。また、本書をスキャンしてPDF化するなどの電子化は、私的利用に限り著作権法上認められていますが、代行業者等の第三者による電子データ化および書籍化は、いかなる場合も認められていません。
- 万一、落丁・乱丁などの不良品がございましたら、「制作部」あてにお送りください。送料小社負担にて良品とお取り替えいたします（制作部 ☎ 0120-87-1174）。

検印省略（定価はカバーに表示してあります）
ISBN978-4-7965-2418-6
©Yoshiko Kikuchi/2017/Printed in Japan